战胜风湿骨病丛书

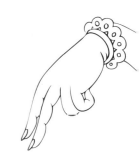

战胜过敏性紫癜

主 编 孙 立 国宝龙

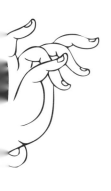

中国科学技术出版社

北 京

图书在版编目（CIP）数据

战胜过敏性紫癜 / 孙立，国宝龙主编 . — 北京：中国科学技术出版社，2018.8（2024.6 重印）

（战胜风湿骨病丛书 / 吴英萍主编）

ISBN 978-7-5046-8089-1

Ⅰ . ①战… Ⅱ . ①孙… ②国… Ⅲ . ①过敏性紫癜－中医治疗法－问题解答 Ⅳ . ① R255.7

中国版本图书馆 CIP 数据核字（2018）第 157106 号

策划编辑	焦健姿　王久红
责任编辑	黄维佳
装帧设计	华图文轩
责任校对	龚利霞
责任印制	徐　飞

出　　版	中国科学技术出版社
发　　行	中国科学技术出版社有限公司销售中心
地　　址	北京市海淀区中关村南大街 16 号
邮　　编	100081
发行电话	010-62173865
传　　真	010-62173081
网　　址	http://www.cspbooks.com.cn

开　　本	720mm×1000mm　1/16
字　　数	120 千字
印　　张	10.75
版　　次	2018 年 8 月第 1 版
印　　次	2024 年 6 月第 3 次印刷
印　　刷	河北环京美印刷有限公司
书　　号	ISBN 978-7-5046-8089-1/ R · 2267
定　　价	45.00 元

丛书编委会名单

总 主 审　陈珞珈　　王中男

总 主 编　吴英萍

副总主编　张昊旻　吴九如　张丽莉

编　　委　徐忠良　孙　立　马晓依　冷　威
　　　　　应达时　毕　岩　付玉娟　张昕烨
　　　　　孟祥月　王若男　王　姝　崔　妍
　　　　　史宇航　国宝龙　刘迎辉

分册编著者名单

主　　编　孙　立　国宝龙

副 主 编　林圣娟　张希良

编　　者　袁　娜　姜淇耀　郭　双　赵亚涛
　　　　　董　岩

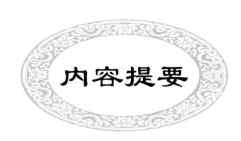

内容提要

　　本书是一本有关过敏性紫癜的科普图书，以吴英萍教授从医 40 多年的临床经验为出发点，采用一问一答的形式，生动、形象地论述了什么是过敏性紫癜、如何治疗及如何调养与康复。本书语言简洁、通俗易懂，图片风趣幽默，旨在帮助患者及其家属更深入地了解本病。本书主要供过敏性紫癜患者、患者家属、有过敏性紫癜家族遗传史，以及对本病感兴趣的读者阅读。

高　序

吴英萍教授倾心编著的"战胜风湿骨病"丛书即将付梓，她希望我为此书作序。此事如果是在两年前，我会毫不犹豫地欣然命笔。而如今，考虑我与她的关系，就有些迟疑不定。她说："这套丛书的出版是为了更好地传播预防治疗风湿病的知识和技能，帮助数以万计的风湿病患者解除痛苦，是将我几十年呕心沥血研究的独特疗法奉献给社会，你担心什么？"听到这些，我再也难以推却，只好"举贤不避亲"了。

"战胜风湿骨病"丛书是吴英萍教授集 40 余年医学研究和临床实践成果的结晶，是"英平风湿骨病治疗体系"理论和方法的具体诠释和解释，是一套融中国传统医药学与西方现代医药学于一体的风湿病大众医学科普读物。丛书从上百种风湿病中选取了 8 种常见、多发、患者众、危害大的风湿骨病症，由浅入深、通俗易懂地详细阐释了风湿病的病因病理和预防、诊断、治疗、康复全过程的理论知识和实践经验，既为风湿骨病医学工作者提供了一部难得的教材和工具书，也为广大风湿骨病患者的医疗康复提供了有益的指南。

风湿病，在我国古来有之，春秋战国时期的中医药典籍《黄帝内经》中将其称为"痹证"，是一种既常见又难治的疾病，被世界医学界称为"活着的癌症"。如果不能及时有效治疗，不仅会导致患者骨骼变形、关节扭曲、肢体瘫痪，还会累及多个脏器和免疫功能的丧失，给患者带来巨大的生理、心理痛苦和经济负担。据世界卫生组织统计，全球因患风湿病而致残的患者每年有近4000万人。我国现有风湿病患者达2000万人以上，其中80%的患者治疗效果不佳，尤其在广大农村地区，风湿骨病成为因病致贫、因病返贫的重要因素之一。

为攻克这一世界医学难题，帮助风湿骨病患者摆脱病痛的折磨，从20世纪70年代末开始，学习西方现代医学的大学毕业生吴英萍，在军队领导的鼓励和支持下，转而刻苦钻研中医药经典，遍访各地名医大师，巧借千家方、妙用本草经，历经10余年夜以继日的科学攻关，成功研究出有效治疗风湿骨病的"英平系列中成药"，获得军队科技进步奖，并在此基础上创立了一整套行之有效的"英平风湿骨病治疗体系"。30多年来，这套治疗体系为100多万名风湿骨病患者提供了良好的医疗服务，有效率达98%，治愈率近60%。

"英平风湿骨病治疗体系"的独到之处在于既追求治疗的有效性，又探寻风湿骨病的病因和病理，以实现"既治已病，又治未病"的功效。"英平风湿骨病治疗体系"认为，人的脏腑功能失调、免疫能力下降，是导致风湿病发生的内因；而作息不周、风寒湿邪侵入，则是风湿病发作的外因。内因为本，外因为末，舍本求末则百病难除。因此，应对风湿骨病的治本之道是调节脏腑功能、重建机体平衡和增强免疫能力。根据这一理念，吴英萍教授从100多味纯中药中成功研制出10余种国家专利保护的中成药，形成有效治疗风湿骨病的"核心技术"。

传统医药学和现代医药学是我国医药学的"一体两翼"，共同承担着维护人民健康的重任。中医药和西医药各有所长，又各有所短。实现中西医药的有机融合，扬长避短，取长补短，是我国医药学发展的最大优势。"英萍风湿骨病治疗体系"的可贵之处就在于探索出一条将中西医融为一体的路子，在风湿病的预防、诊断、治疗、康复等各个环节，将药物疗法、经络疗法、物理疗法、营养疗法、功能训练等各种中西医治疗于段科学组合，综合运用，从而收到标本兼治的良好效果。

2016 年 8 月，党中央、国务院召开了具有重要历史意义的全国卫生与健康大会。习近平总书记提出了"大卫生、大健康"的理念，要求将人民健康置于优先发展的战略地位，并确定了"预防为主，中西医并重"的卫生工作方针。希望"战胜风湿骨病"丛书在健康中国建设和传播防治风湿骨病知识、技能方面能够发挥更大的作用，也希望"英平风湿骨病治疗体系"在理论研究和实践创新方面，不忘初心、戒骄戒躁，继续探索，不断完善，为提高人民健康水平做出新的更大贡献。

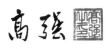

丁酉年仲夏

孙　序

　　民为邦本！"没有全民健康，就没有全面小康"，要实现中华民族伟大复兴的"中国梦"，就必须夯实"健康中国"这一关系全面小康的民生基础。因此，习近平总书记在全国卫生与健康大会上明确提出了我国新时期卫生工作方针："以基层为重点，以改革创新为动力，预防为主，中西医并重，将健康融入所有政策，人民共建共享。"由此可见，国家和人民对医药卫生工作提出了更大的需求和更高的要求，每一位医者的肩上都应有继承发展医学、服务大众的责任担当。

　　学无止境！医学，无论是中医学还是西医学，同样学无止境。要做到"术业有专攻"，就必须倾注毕生精力博学而深思。清代学者程国彭在《医学心悟》中说："思贵专一，不容浅尝者问津；学贵沉潜，不容浮躁者涉猎。"每一位医者的心中都应有潜心治学以促进实现医学"创造性转化、创新性发展"的责任担当。

　　风湿病，既是一种常见病、多发病，又是一种难治病。中医学认为，"风寒湿三气杂至，合而为痹"（《黄帝内经素问·痹论篇》），且按邪气所胜划分为：风气胜者为"行痹"，寒气胜者为"痛痹"，湿气胜者为"着痹"；按时令得病划分为：以冬遇此者为"骨痹"，以春遇此者为"筋痹"，以夏遇此者为"脉痹"，以至阴遇此者为"肌痹"，以秋遇此者为"皮痹"。西医学认为，风湿病大多是自身免疫性疾病，其病具有四大特点：隐（发病隐蔽）、慢（病情发展缓慢）、长（病程长）、传（大多有遗传倾向），是一组长期侵犯关节、骨骼、肌肉、血管和相关软组织或结缔组织为主的疾病，诊断及治疗均有相当难度。每一位主攻风湿病的医者在临床中都应有深入研究、总结提高的责任担当。

吾徒吴英萍出身军人，先后学习西医学、中医学，从事风湿病中西医结合临床近40多年。响应习主席"切实把中医药这一祖先留给我们的宝贵财富继承好、发展好、利用好"的号召，遵循新时期卫生工作方针，认知"人命至重，贵于千金"，虔诚学习"大医精诚"之精神，牢记"术贵专精"之师训，潜心治学、勇于实践，研制成功国家级新药4项、中成药30余种，获得国家专利25项，著述160余万字，创立了中西医并重之"英平风湿骨病治疗体系"，荣获军队科技进步奖及吉林省"创新创业人才"、全国"巾帼建功标兵"、"三八红旗手"、五一劳动奖章等荣誉称号。近年来，数历寒暑、数易其稿，以大量临床病例为基础，精心编写了"战胜风湿骨病"丛书。

抚卷通览，"战胜风湿骨病"丛书阐述全面、病例典型，中西医并重且相互补充，方法实用可行，行文简洁明了，易于普及推广，既能惠及广大群众，又可供同仁参考。

观其志，可赞；观其行，可嘉；观其书，可读。

是为之序。

孙光荣
丁酉年仲夏

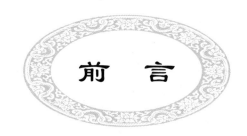

前　言

　　过敏性紫癜多发于儿童和青少年，又称出血性毛细血管中毒症，是一种较常见的微血管变态反应性出血性疾病。该病可发生于各个年龄段，为3-10岁儿童的一种常见疾病，10岁以下儿童约占总发病人数的90%。据国外统计，每年儿童发病率在8～20/10万，其中5岁以下患儿约占50%；通常，男女患病之比为2∶1。其病因有感染、食物过敏、药物过敏、花粉、昆虫咬伤等所致的过敏等，但过敏原因往往难以确定。表现为皮肤瘀斑瘀点，多出现于下肢关节周围及臀部，紫癜呈对称分布、分批出现、大小不等、颜色深浅不一，可融合成片，一般在数日内逐渐消退，但可反复发作；患者可有胃肠道症状，如腹部阵发性绞痛或持续性钝痛等；可有关节疼痛；肾脏症状，如蛋白尿、血尿等。

　　本病患者常见皮肤出血点，故心理较紧张，应安抚患者，介绍康复病例，使其树立战胜病魔的信心；应注意生活调节，急性期应卧床休息，少活动，活动可加速血液循环，加重出血；缓解期经常参加体育锻炼，增强体质，预防感冒；应积极清除感染灶，防止上呼吸道感染。避开变应原，注意调节饮食，防止本病的诱发因素。

　　本册图书共分为三个篇章。第1章讲初识过敏性紫癜，系统介绍了该病的发病症状、发病信号、诊断方法，旨在帮助读者对本病有一个初步的认识。第2章重点介绍了本病的中西医治疗情况，旨在帮助读者更好地掌握本病的治疗方法，积极配合治疗，达到更好的治疗效果。第3章重点介绍本病的预防和调理，通过医患杂问解答的方式，使读者更易了解疾病的预后管理和调理方法，更介绍了饮食调节的方法，使读者摆脱对疾病的畏惧心理。

　　本书作为一本科普读物，主要作用是使患者了解病情，为患者家属或有家族遗传史的读者答疑解惑，治疗方案的敲定，一定要在专科医生的指导下进行，切不可自行调整治疗方案。

　　本书以读者易于理解的口语化问答形式，介绍了过敏性紫癜的基本常识、诊断技巧和中西医结合治疗本病的方法，更是从生活中的预防、护理和食疗调养着手，使读者易于调理，达到防病的目的。希望通过本书的阅读，能够使读者不再惧怕，积极治疗，更好的战胜过敏性紫癜。

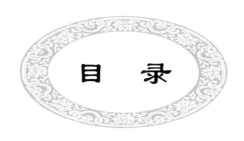

目　录

第1章　初识过敏性紫癜

第2章　过敏性紫癜的治疗

第3章　过敏性紫癜预防与调理

第1章 初识过敏性紫癜

第一讲 疾病扫盲

中医诊室

小孙今年20岁，是大学二年级的学生。他平时身体素质很好，吃东西也不挑食，还很喜欢运动，性格开朗，平时与同学关系融洽，昨天还和同学一起聚餐吃海鲜火锅。吃完了饭，一看时间还早，就在操场里面打起了篮球，正打着球，队友发现小孙的小腿上都是红色的疹子，小孙低头一看，果然两条腿上都是密密麻麻的红色疹子，可这疹子不疼不痒的，小孙以为是跑跳过度了，也没在意，就回寝室休息了。半夜睡觉时，觉得肚子有点痛，想着可能是刚吃完饭就运动导致的，忍忍也许就过去了，可几个小时过去了，天都亮了，肚子越来越痛，眼皮也有点肿，于是就在同学的陪同下来到了医院，找到了吴英萍医生，经过吴英萍医生详细的检查，确定小孙是得了过敏性紫癜。小孙有点迷糊了："过敏不是又红又痒吗？还打喷嚏什么的？可我这疹子不痛不痒的，肚子也疼得厉害，咋能是过敏呢？大姨家的妹妹也得过紫癜，医生说是血小板少，可我这血小板正常呀，咋也是紫癜呢？"

其实，也有很多患者朋友有和小孙一样的困惑。那么，什么是过敏性紫癜？过敏性紫癜的典型表现是什么？应该如何治疗过敏性紫癜？过敏性紫癜该如何调护呢？

1. 什么是过敏性紫癜？

大学生小孙：我这是得了什么病呀？

英萍医生：从症状上看，你应该是得了一种叫过敏性紫癜的病。我来解释一下什么是过敏性紫癜。过敏性紫癜又称为变态反应性紫癜、出血性毛细血管中毒症或 Henoch-Schonlein 综合征。这是一种较常见的毛细血管变态反应性疾病，病变主要累及皮肤、黏膜、胃肠、关节及肾等部位的毛细血管壁，使其渗透性和脆性增加，以致造成出血症状。临床表现除皮肤紫癜的症状外，通常还会伴有过敏性皮疹，如荨麻疹、多形红斑、血管神经性水肿等，少部分患者伴有腹部、关节及肾方面的症状，通过抽血化验检查，一般没有明显异常变化。

从表面上看，过敏性紫癜是皮肤出现的一种皮疹，其实这是一种全身性的小血管炎症。是儿童时期的多发病、常见病，多发于秋冬、冬春交际等季节变换的时候，常见于 6 — 14 岁儿童，男孩明显多于女孩，近几年来患过敏性紫癜的儿童也越来越多，发病率也呈逐年上升趋势。开始发病的时候会出现发热、头痛、关节痛、全身不适等症状。

在皮肤上可以见到针尖样大小的紫红色瘀点，较大的瘀点可以像黄豆粒样大小。除了瘀点，也可以出现类似荨麻疹一样的皮疹，更严重的可以出现水疱、血疱，甚至溃疡。通常四肢的伸侧面，也就是外侧容易起皮疹，尤其以双腿和臀部更为多见。皮疹一般都是成批出现的，反反复复，比较容易复发。

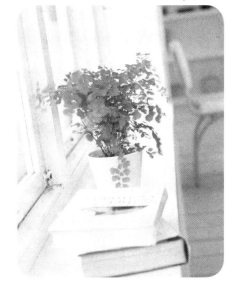

如果只有皮疹而没有其他症状，我们就叫作单纯性紫癜；如果伴有腹痛、腹泻、便血，甚至胃肠道出血的，我们称为胃肠型紫癜；如果伴有关节疼痛，甚至关节积液的，我们称为关节型紫癜；如果伴有血尿、蛋白尿，肾损害的我们称为肾型紫癜。

2. 过敏性紫癜有其他名称吗?

大学生小孙：这个病是怎么来的呀？有其他名称吗？

英萍医生：过敏性紫癜（anaphylactoid purpura，AP）最早于 19 世纪 30 年代和 70 年代由德国学者 Schonlein 和其学生 Henoch 分别进行了描述，因此，一开始医生们把这个疾病命名为亨诺 - 许兰血管炎（Henoch-Schonlein vasculitis）。

你如果查阅文献可以找到，风湿免疫科的医生还给它起了许多的命名，比如变应性紫癜（allergic purpura，AP）、变应性紫癜综合征（allergic purpura syndrome）、亨诺 - 许兰紫癜（Henoch-Schonlein purpura，HSP）、亨诺 - 许兰综合征（Henoch-Schonlein syndrome）、许兰 - 亨诺紫癜（Schonlein-

Henoch purpura）、白细胞破坏过多性血管炎（leukoclastic vasculitis，LV）、出血性毛细血管中毒症（hemorrhagic capillary toxicosis）、风湿性紫癜（purpura rheumatica）等。

在英文名字中，用得最多的还是 Henoch-Schonlein purpura，因此本病简称为 HSP；但是在我国风湿免疫科医生说得最多的名称仍然是过敏性紫癜。

3. 得了过敏性紫癜应该去哪个科室就诊?

退休职工王阿姨：过敏性紫癜有什么症状？应该去哪个科室就诊呀？

英萍医生：过敏性紫癜一般以皮肤的瘀斑或瘀点为首发症状，其典型的特征是双下肢出血性皮疹，因此有些人会直接到皮肤科就诊。也有一些人会到风湿科、血液科、肾病科去看病。最常见的是先去皮肤科，经过医院检验显示有血尿、蛋白尿，又去肾病科去看医生。而伴有关节疼痛的患者，又去了风湿科就诊。

那么，到底应该去哪个科室就诊呢？

过敏性紫癜属于一种全身性疾病，是由于免疫反应介导的全身性的小血管炎，虽然通常以皮肤紫癜为主要表现和首发症状，但是常会影响肾、胃肠道和关节，甚至还会波及神经系统、胰腺、心脏等器官，尤其重要的是，本病引起肾损伤的概率很大，而肾损伤的有无和肾损伤的严重程度决定了本病的治

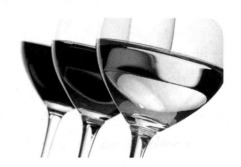

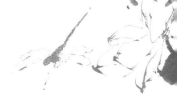

疗时间长短和预后的好坏。

　　所以建议患者，如果怀疑得了过敏性紫癜，一定要去肾病科，或者风湿免疫科就诊。

　　如果过敏性紫癜对胃肠道影响较大，出现了肠套叠、肠梗阻，还需要放射科的医生进行空气灌肠复位；如果有肠坏死和肠穿孔，还需要外科医生进行紧急手术治疗；在紫癜性肾炎的恢复期，可以口服一些中药进行调理。

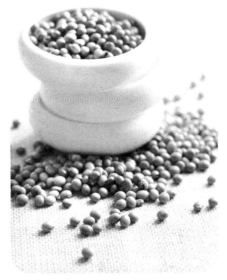

4. 过敏性紫癜属于紫癜的哪一种？应该怎么鉴别呢？

　　生物教师李教授：因为都有出血症状，我查阅了很多书籍，紫癜分为多种症型，过敏性紫癜又属于紫癜的哪一种？我们在生活当中应如何鉴别呢？

　　英萍医生：紫癜就是一种出血性皮疹，除了过敏性紫癜外，还有很多疾病可以引起紫癜，主要涉及血小板因素、血管因素和凝血因子异常。

　　（1）血小板异常引发血小板减少性紫癜。血小板在维持血管壁的完整性方面很重要，如果血小板数量减少，或者质量差一些，就会引起小血管致密性减弱、通透性增强，可以引起很小的出血点。在孩子最常见的就是特发性血小板减少性紫癜。

　　（2）凝血因子异常。在孩子最常见的是血友病或者其他血

液系统疾病。这些疾病在皮肤的出血往往表现为瘀斑或者血肿，而且全身其他部位也有出血现象。可以伴有发热、贫血等症状。化验出凝血时间、凝血因子就可以与过敏性紫癜鉴别。

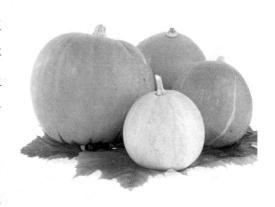

（3）血管壁异常。可以见于张力性紫癜、血管脆性异常、单纯性紫癜、其他血管炎疾病等。

5. 怎样判断是否患有过敏性紫癜？

生物教师李教授：我的孙子皮肤上有瘀血症状，怎样判断是不是得了过敏性紫癜呢？

英萍医生：过敏性紫癜确诊有以下判断标准。

1990年，美国风湿病协会曾制定了过敏性紫癜诊断标准。

（1）典型皮肤紫癜。

（2）发病年龄＜20岁。

（3）急性腹痛。

（4）组织切片示小静脉和小动脉周围有嗜中性粒细胞浸润。

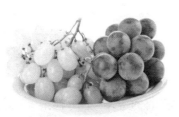

在上述4条标准中，符合2条或以上者可诊断为过敏性紫癜。其实这个诊断标准不是很符合我国国情，因为国内的很多医书没有确切的标准。卫

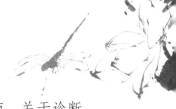

生部 2010 年曾经制定过一个过敏性紫癜的诊疗指南，关于诊断也只是说"对于症状典型者，不难作出诊断"。

可见，过敏性紫癜的确诊主要还是依靠典型的皮疹，如果伴有急性腹痛、关节痛及尿液改变对诊断也有帮助。

事实上，稍有经验的儿科医生，都能根据典型皮疹作出明确的诊断来。但是对于一些非典型病例，或者不是以紫癜为首发症状的孩子，就需要进行必要的鉴别诊断，也就是说需要用排除其他疾病的方法来进行确诊。

6. 为什么过敏性紫癜属于风湿免疫性疾病？

全职妈妈王女士：根据症状啊，我怀疑自己得了过敏性紫癜，是应该到风湿免疫科就诊是吗？

英萍医生：假如怀疑自己得了过敏性紫癜，就需要去风湿免疫科就诊，因为风湿免疫科的疾病不单单是关节和肿痛的问题，它可以影响全身各个系统，只要是鲜活的生命，机体就有免疫系统，就会存在免疫应答，过敏性紫癜就是机体对自然界一些物质的免疫应答反应，从而对机体造成了伤害。

有的朋友会问，什么是免疫系统？什么是免疫应答？免疫系统就好比是我们身体内的城墙，是具有防御作用的，保护我们身体不受侵害。这样的城墙是怎样搭建成的呢？是由我们体内的各种组织和器官构成的。当人体受到不同于机体正常的组织或细胞攻击时，这些异类就像身体的敌人一样，身

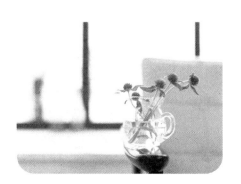

体的城墙会分泌一些免疫分子一样的物质，就像士兵一样，士兵与敌人之间的斗争就像免疫应答反应。

7. 过敏性紫癜都需要做什么检查?

大学生小孙：如果怀疑得了过敏性紫癜，都需要做些什么检查呢?

英萍医生：疾病的检查，有三个目的：一个是确定诊断，第二是排除其他疾病，第三是判断疾病的性质和严重程度。

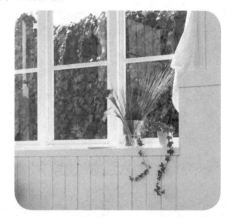

过敏性紫癜主要是靠典型的皮疹表现来进行确诊。对于一些特殊的情况，比如一开始没有皮疹，而是以其他表现为首发症状，必要时就需要通过相关的化验检查及临床医生的经验来诊断是哪种疾病，例如某些血液系统疾病会导致皮肤出现瘀斑；肝硬化、脾功能亢进的患者会导致凝血因子异常及血小板减少，这些也会导致皮肤出血症状；一些患有心血管疾病的患者，长期服用抗凝血药，也有导致皮肤出现瘀斑的可能；因此，当出现皮肤瘀斑的症状，或者怀疑自己有紫癜的临床表现，我们建议你及时去专科就诊，通过相关的化验检查及专业的临床医生来诊断和排除疾病，以免出现误诊、漏诊，贻误病情。

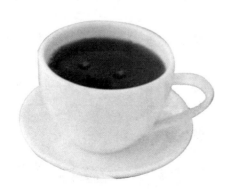

一般的过敏性紫癜，首先

要进行检验，来排除以皮肤出血点为特征的疾病，那就是血小板减少性紫癜，因此需要做血常规检查，看看血小板是否降低。

因为是出血性疾病，一般还会做凝血常规检查，判断凝血时间是否正常。如果自身有原发肝病或紫癜反复发作的患者，我们还建议筛查肝功能及乙肝三对。这是为什么呢？原因在于，当血液从血管中渗出或流出时，我们的身体就开始启动凝血机制，其中包括血管收缩、血小板附着聚集、凝血因子活化等一连串复查的过程。通俗地讲就是，在凝血过程中，血小板像砖头，而凝血因子就像水泥，砖头和水泥一起合作，才能将血管壁的破洞迅速修补起来。而凝血因子大部分是在肝中合成的，少部分是内皮细胞和白细胞产生的。因此当肝受损时，会影响凝血功能，导致出血的症状。

这种病也常常累及肾，通常需要做尿常规判断是否有肾损伤，比较重的患者查 24h 尿蛋白、尿沉渣和肾功能了解肾损伤的程度，必要时做肾组织穿刺活检。除此之外，还可以做毛细血管脆性实验，其实主要是检查毛细血管抵抗血液外漏的能力；做便常规检查了解是否有肠道出血等。

8. 过敏性紫癜症状就是皮肤出血吗？

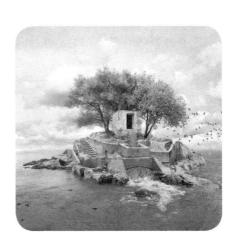

大学生小孙：过敏性紫癜的症状就是皮肤出血吗？

英萍医生：儿童和青年是过敏性紫癜的高发人群，病变的部位是在毛细血管壁，使其渗透性和脆性增加，以致造成出血症状。血液渗出于血管外之后，会在皮肤和黏膜上出现瘀点和瘀斑。

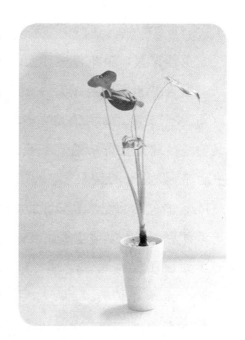

紫癜不仅仅是皮肤出血，严重的还会导致黏膜、胃肠、关节及肾等部位的毛细血管壁破坏，引起组织内出血，形成有波动的血肿。严重的患者在胃肠道及肾也可出血。胃肠道出血的话还会导致柏油样黑粪，查大便隐血是阳性的。如果侵犯到肾毛细血管的话，则可能会出现血尿，查尿常规隐血是阳性的。

9. 紫癜为什么会出血呢？其原因为何？

生物教师李教授：紫癜为什么会引起出血？都有什么原因呢？

英萍医生：紫癜出血的原因可归为以下两类。

（1）血管系统病变：这是引起出血的主要原因。由于血管自身发生病变，例如血管壁受损伤或血管壁的渗透性、脆性增高，

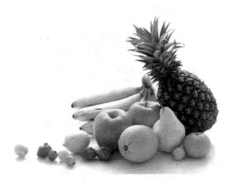

引起血液中的红细胞外漏，渗出到血管外后，就会在皮肤和黏膜上出现瘀点和瘀斑形成紫癜，如单纯性紫癜、过敏性紫癜、血管内压增高性紫癜等。血管损伤可因细菌毒素、化学

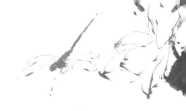

毒品、维生素缺乏等因素引起。

（2）血液系统病变：这是由于血液系统自身凝血功能发生障碍，导致凝血的时间延长，引起的出血，如血小板减少性紫癜、血友病、纤维蛋白原减少性紫癜、肝病所致的凝血酶原减少性紫癜、应用过多抗凝血药引起的紫癜、脾功能亢进致使血小板减少引起的紫癜等。

以上几种病变并不仅仅是导致皮肤出血，还会引发其他组织及内脏出血。得了紫癜，患者不能简单地认为是单纯出血，应该认真的检查各系统器官，排除有没有血液系统疾病。还有一些特殊类型的紫癜，如风湿性紫癜、血栓形成性紫癜等均经过系统的检查方能找出病因及病症所在。因此，对紫癜不应掉以轻心，一定要到医院做正规检查和治疗。

10. 过敏性紫癜是过敏引起的吗？

退休职工张阿姨：过敏性紫癜与过敏有关吗？

英萍医生：在我们老百姓的心目中，皮肤荨麻疹、过敏性鼻炎、过敏性哮喘等这些疾病才被认为是跟过敏有关的；其他的如青霉素过敏、花粉过敏等大家也已经有了深刻的印象，而过敏性紫癜似乎和这类疾病的关系不大。

事实上，上呼吸道感染是大多数过敏性紫癜的一个重要诱因，只有很少一部分和食物、药物、花粉、化学物品等有关。来医院就诊的时候，我们一般

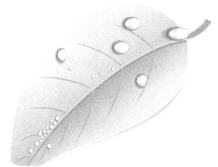

都会对患者（包括儿童患者）进行变应原检测，但是有时候也出现了很多和实际情况不相符合的现象，往往令患者或患儿家长朋友感到莫名其妙。其实本病的病理改变是毛细血管，因为皮肤、黏膜、胃肠等毛细血管的改变才出现了一系列的症状。因此，建议在适当的时候把本病修改命名为"血管炎紫癜"，可能更合适，会被更多的人所理解。

11. 过敏性紫癜会"重男轻女"吗？

张阿姨：患过敏性紫癜的男性多还是女性多呢？

英萍医生：本病多见于儿童和青少年，2 岁以下儿童罕见，男女之比为 3 : 2。因此，男女的发病率没有过于明显的差别，但男孩子的发病率还是略高于女孩子，具体的原因还没有得以明确。

12. 哪个年龄易发过敏性紫癜？

退休职工张阿姨：什么年龄段容易患过敏性紫癜这种疾病？听说儿童多发，为什么？

英萍医生：通过查阅资料及循证医学的支持，过敏性紫癜通常好发于 2 — 8 岁的儿童。但是也有很多文献认为本病好发于 4 — 10 岁、6 — 14 岁等。我们在长期的临床实践中所发现的过敏性紫癜的好发年龄段是 6 — 14 岁，没有见到过小

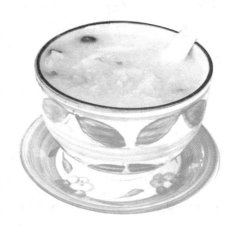

于 3 岁的过敏性紫癜患儿，但是大于 14 岁的患者也是有的，而且本病也见于成年人，甚至老年人。

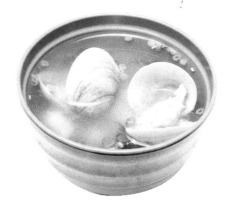

我们知道过敏性紫癜多发生在儿童或青少年，这点对于大家来说有两点值得注意的事情。一个是对于有家族遗传背景的孩子（孩子的爸爸妈妈、爷爷奶奶等直系亲属曾经得过此病），或者是容易过敏的孩子，在这个年龄段一定要小心照看，减少过敏性紫癜发生的概率。

除此之外，也有一部分的患儿紫癜反复发作，给患者造成了很大的痛苦，我们知道本病成年人很少发病，也使患者和家属看到了疾病痊愈的希望，在治疗上也有利于积极配合医师进行治疗。

至于过敏性紫癜为什么好发于儿童和青少年，目前并没有完全明确本病的病因和发病机制。一般认为这可能与儿童在这个时期的淋巴系统发育处于高峰期，免疫系统功能不稳定有关。

13. 过敏性紫癜会遗传吗?

退休职工张阿姨：这个病会不会遗传呢？

英萍医生：相信很多家长都会关心这个问题，过敏性紫癜会不会遗传？

通过对流行病学调查，有学者研究发现本病在家族中可同时发病，也就是说明确诊断一个过敏性紫癜患者之后，对其家族进行调查，可能会发现患者的亲属中也有过敏性紫癜患者，甚至哥哥弟弟、姐妹可同时或先后发病。

这些都说明了过敏性紫癜的发生有一定的遗传倾向，但是它的遗传度可能比糖尿病、高血压要低一些。因此呢，一旦家里有人患过敏性紫癜，患者或亲属也不要过度的焦虑，不要认为自己一定也会患上过敏性紫癜，本病的遗传程度并没有那么高，但做好必要的预防措施，养成良好的生活习惯，这些对于减少紫癜的发生是非常有帮助的。

也有的患者家属会说，我们家里的大人没人得过这个病呀，我们的孩子怎么会得紫癜呢？对于这个问题，就要从单基因遗传病和多基因遗传病来解释了。所谓单基因遗传病就是指，只要出现一个这样的患者，家族里就能找到这个疾病的病根，例如血友病、白化病、银屑病等；但这一类疾病是很少的。但是大多数疾病都属于多基因遗传病，比如非常常见的高血压病、糖尿病等，当然也包括过敏性紫癜。这一类疾病是否发生，既和先天的遗传因素有关，也与后天的环境因素有关。

有遗传背景，也就是家里人曾经有人得过过敏性紫癜，或者有人是过敏体质，如果平时生活起居规律，有良好的生活习惯，注意锻炼身体，那么就不易患有过敏性紫癜；如果体质不好，又没有规律的饮食作息习惯，那么得过敏性紫癜的概率就会增加。

对于儿童来讲，父母平时一定要照顾周到，合理搭配孩子的饮食，不要乱吃海鲜、烤

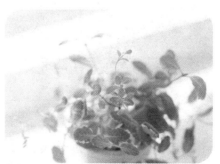

串等易过敏的食物，平时也注意防寒保暖，减少发生上呼吸道感染的概率，这样就可以将孩子患上过敏性紫癜的可能性降到最低。

14. 过敏性紫癜是怎么形成的？

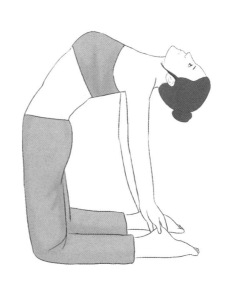

生物教师李教授：这个病啊太让人头疼了，那到底是怎么形成的呢？

英萍医生：过敏性紫癜是一种比较常见的微血管变态反应性出血性疾病，常见的病因有感染、食物过敏、粉尘、花粉、昆虫叮咬等所致的过敏，但过敏原因往往难以确定，发病机制也不是很清楚，但是其形成的基本路径还是得到了医生的认可。作为患者及家属，有必要对本病有个基本的认识，只有这样，才能更好地理解各种护理措施。

首先，一些具有抗原物质的细菌、病毒、寄生虫，或者食物、药物、疫苗等作用于具有一定遗传背景或过敏体质的人群。

其次，机体会产生针对某种抗原的特殊的抗体，一般是 IgA 抗体，这种抗体可以与进入机体的抗原结合，形成免疫复合物。

再次，这些免疫复合物沉积在小血管的壁上，其中在皮肤、肾、肠道、关节沉积的这种免疫复合物比较多，因此本病主要表现在这几个器官。

最后，沉积在小血管的免疫复合物刺激机体产生免疫应答，

15

这个免疫反应旨在清除外来的免疫复合物，但是在客观上造成了局部的破坏和损伤，引起小血管炎；也就导致了皮肤紫癜、关节炎、肠道症状和肾损伤。

15. 什么是过敏反应？

生物教师李教授：医生，我平时喜欢读些医书，想知道什么是过敏反应，过敏反应在专业上是如何解释的呢？

英萍医生：过敏反应是指已经免疫的机体，在再次接受相同物质的刺激时所发生的反应。过敏反应是一种免疫功能失调症，是指外来的抗原物质与体内特异性抗体相结合后由肥大细胞、嗜碱性细胞大量释放过敏介质而导致的一组临床症候群，主要表现为局部血管扩张，血管通透性增高，腺体分泌增强等。

通俗地讲，就是我们人体有针对外来异物入侵的一套防御系统，可以抵制"敌人"的侵犯，一般情况下，这种防御功能都能够正常发挥，既消灭了外来的"敌人"，又不至于对人体本身造成大的伤害。

但是有些人群是过敏体质，对一些外来刺激的反应过度敏感，也有一些人群不是过敏体质，但是在一些特定条件下，也会出现反应过度的情况，这种反应过度会对身体造成一定的损伤，我们就说属于过度敏感了，也就叫"过敏"反应。过敏反应，也可以称为超敏反应或者变态反应。当然，出现过敏反应，还必须在导致过敏之

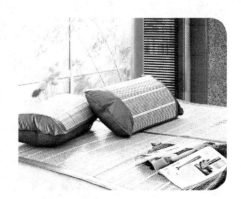

后，也就是说机体第一次接触某种变应原，先会产生针对这种物质的一系列的"抗体"，只有再次接触这种物质的时候，才会依据机体的"记忆"做出反应。

医学上对过敏反应的定义是：已经免疫的机体，在再次接受相同物质的刺激时所发生的反应。

16. 过敏分几种类型？

生物教师李教授：我曾听人说，过敏还分很多种类型，可以请你帮我普及一下过敏的分型吗？

英萍医生：从医学角度讲，过敏反应（变态反应）分为四类，一般习惯用罗马数字Ⅰ—Ⅳ来命名。

最常见的是Ⅰ型和Ⅳ型。

Ⅰ型过敏反应，有时也称作速发型过敏反应或特应性过敏反应。此类反应是指当机体遇到抗原后的数秒钟或数分钟即刻发生的反应，在数小时后可能趋向缓解。常见的疾病有荨麻疹、血管神经性水肿、过敏性鼻炎和支气管哮喘等。

Ⅱ型过敏反应，即细胞毒性反应。当吸附于细胞上的抗原性药物或微生物，或细胞膜本身的抗原成分，与IgG或IgM抗体作用后，结合或不结合补体，使细胞溶解或被K细胞杀伤，或被吞噬细胞吞噬，从而引起机体病变。常见疾病有血型不符的输血反应、新生儿溶血症、药物性溶血等。

Ⅲ型过敏反应，即抗原抗体免疫复合物反应。当抗原进入体内，与抗体形成免疫复合物后，大分子复合物被吞噬细胞吞噬，小分子复合物通过肾排泄掉了，而可溶性的中分子复合物却留下来，沉积于毛细血管基底膜，通过激活补体，吸引炎性细胞中性粒细胞聚集而引起组织损伤。属于此型的主要病变为血管炎，例如血清病，系统性红斑狼疮、链球菌感染后肾小球肾炎、过敏性紫癜等。

Ⅳ型过敏反应，即迟发型变态反应。本型过敏反应并非在接触抗原后立刻发生，而是要延迟至 24 ～ 72h。致敏 T 细胞参与是本型反应的关键，它不需抗体参与。接触性皮炎、结核菌素试验等都属于这类反应。

17. 什么是免疫复合物？

生物教师李教授：你刚才提到了免疫复合物，那么免疫复合物又是什么意思呢？

英萍医生：我们所说的过敏性紫癜属于Ⅲ型过敏反应，即抗原抗体免疫复合物反应。那么，什么是免疫复合物呢？

在机体受到微生物的感染后，就会产生免疫反应，针对病菌所携带的特有的抗原产生特异的抗体，是由各种免疫细胞吞噬细菌、病毒、致敏物质共同死亡后结合而成。这种抗体只能和某一种抗原结合，就形成了免疫复合物。正常情况下，所形成的免疫复合物可大可小，比较大一点的就会被血液中的吞噬细胞所吞噬掉，比较小一点的就容易通过肾的滤过膜，由尿液排出体外。

大的或小的免疫复合物都有最终的"归宿"，于是剩下的那些不大不小的免疫复合物就形成了免疫循环复合物，它们可以沿着血液循环四处"游荡"，随机的沉积在微小血管壁上。但是对于血管来说，这些沉积的免疫复合物是异物，会产生新的免疫反应，从而激活补体，产生一系列的炎症和免疫反应，

这些反应的本质目的是为了驱逐外来异物，但在客观上却导致了局部小血管的损伤。Ⅲ型过敏反应的病理过程就是如此，这也是目前被大家所认可的过敏性紫癜的发病机制。

18. IgA 和过敏性紫癜的关系是什么？

生物教师李教授：在书上有一个名词是 IgA，这个和过敏性紫癜的发病有关系吗？

英萍医生：IgA 是一种免疫复合物，属于人的一种抗体。在所有免疫复合物中，以 IgG 最为常见，比如链球菌感染后肾小球肾炎，就是由于这种 IgG 免疫复合物所介导的。

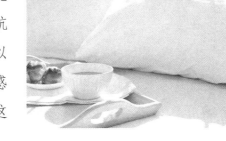

但是过敏性紫癜的免疫复合物的抗体却是 IgA。

在各种感染之后，血液中的 IgA 含量就会增加，升高的 IgA 会被肝降解，但是有些患者在感染后产生的 IgA 明显高于一般的患者，这或许与某些患者肝降解 IgA 的能力不是很好，结果就导致了血液中 IgA 水平的过高，这就为形成以 IgA 为抗体的免疫复合物创造了基础。

对过敏性紫癜患者的肾、皮肤、肠道进行免疫病理检测，也发现 IgA 于肾小球、肠系膜及皮肤的沉着率均高于其他器官组织。

在临床上，还有一种常见病，叫 IgA 肾病，这种疾病在肾也有大量的 IgA 沉积，但是却没有皮肤和胃肠道的临床表现，有时候人们把 IgA 肾病称作没有皮疹的过敏性紫癜。

19. 为什么过敏性紫癜属于风湿免疫性疾病?

生物教师李教授:为什么过敏性紫癜属于风湿免疫性疾病呢?

英萍医生:风湿免疫科的疾病不单单是关节的问题,它可以影响全身各个系统,只要是鲜活的生命,机体就有免疫系统,就会存在免疫应答,过敏性紫癜就是机体对一些物质,只要是自然界存在的任何物质,发生了免疫应答反应,从而对机体造成了伤害。

朋友会问,什么是免疫系统?什么是免疫应答?免疫系统就好比是我们身体内的城墙,是具有防御作用的,保护我们身体不受侵害,这样的城墙是怎样搭建成的呢,是由我

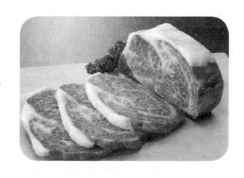

们体内的各种组织和器官构成的。当人体受到不同于机体正常的组织或细胞攻击时,这些异类就像身体的敌人一样,身体的城墙会分泌一些免疫分子一样的物质,就像士兵一样,士兵与敌人之间的斗争就像免疫应答反应。

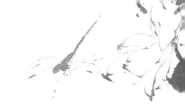

第二讲　发病信号

1. 过敏性紫癜的常见病因有哪些?

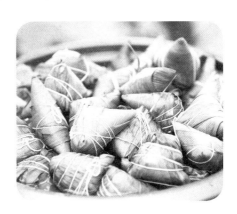

生物教师李教授：是什么原因引起了过敏性紫癜的发病呢？

英萍医生：我们知道过敏性紫癜的发生与遗传、年龄、性别相关，但是本病的发生也与一些诱发因素有关。下面我们就来谈谈它的病因，通俗地讲，本病发生的基础是人体内在的因素，而外在的诱因也在发病过程中起着非常重要的作用。现在就把几个最可能的诱发因素介绍给大家，以有助于大家在生活中做好防范措施，但是直接致病因素通常很难肯定。

（1）感染因素：最常见的细菌感染为β溶血性链球菌，其次为金黄色葡萄球菌、结核杆菌、伤寒杆菌、肺炎球菌和假单胞菌等，以上呼吸道感染较为多见，也可见于肺炎、扁桃体炎、猩红热、菌痢、尿路感染、脓疱疮、结核及病灶感染（皮肤、牙齿、口腔、中耳）等。

病毒感染有风疹、流感、麻疹、水痘、腮腺炎、肝炎等。

寄生虫感染也可引起本病，以蛔虫感染多见，还有钩虫、鞭虫、绦虫、血吸虫等。

所以，日常生活中首先是要增强体质，注意防寒保暖，减少上呼吸道感染的概率；其次就是注意饮食卫生，不要吃生冷食物，不吃不熟的肉类、鱼类、水产品等，以免感染寄生虫。

（2）食物因素：主要是动物性异性蛋白质对机体过敏所致，鱼、虾、蟹、蛤等水产品，特别是海产品易诱发过敏性紫癜；一些特殊的肉类如鹿肉、马肉等，鸡肉和牛奶均可引起本病。

因此，在日常的饮食中一定要注意饮食，尽量少吃易诱发紫癜的食物，并且要做到规律饮食，合理搭配食物，不要暴饮暴食。

（3）药物因素：如氯霉素、链霉素、异烟肼、氨基比林、阿司匹林、磺胺类等药物均有引起本病的报道。

（4）其他因素：昆虫咬伤、植物花粉、寒冷、外伤、更年期、结核菌素试验、预防接种、精神因素等均可引起。

2. 过敏性紫癜发病前有什么表现？

退休职工张阿姨：大夫啊，得过敏性紫癜之前会有什么症状或者征兆吗？

英萍医生：因为过敏性紫癜是一种抗原抗体免疫复合物反应性疾病，当机体接触带某种抗原后，与体内的抗体结合形成免疫复合物。但人体产生免疫复合物 IgA 需要一定的时间，一般会在 1 周之后。

其实，我们在临床上也会发现很多患者在过敏性紫癜的发病前 1～3 周常有发热、流涕、咽痛、咳嗽等上呼吸道感染的症状，以及乏力、不适、食欲降低等全身症状，或者有

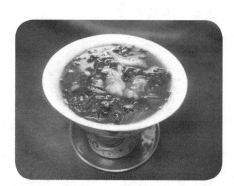

花粉、粉尘的接触史。

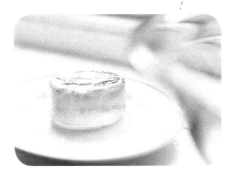

也有患者曾经在 1～2 周前吃过海鲜、特殊的水果、饮料等食物；或者曾经被蜜蜂、蚊虫叮咬过；或者 1 周前刚注射过某种疫苗。

总之，如果在 1 周之内初发的上呼吸道感染、刚吃过海鲜、药物、刚接种过疫苗后，这时就很难鉴别是否和过敏性紫癜有关了。

3. 扁桃体炎会引起过敏性紫癜吗？

退休职工张阿姨：听说嗓子痛会引起过敏性紫癜，是真的吗？

英萍医生：我们都知道，孩子在出生后的 6 个月内很少生病，而在 6 个月后，从母体中获得的免疫力逐渐消失，就需要靠自身的免疫来防御疾病，因此很容易出现各种各样的细菌感染或病毒感染。

其中上呼吸道感染最常见。由于扁桃体位于孩子的口咽部，相当于是呼吸道的保卫者，每次感染都会首先攻击扁桃体，形成急性扁桃体炎。反反复复发作，就可能形成慢性扁桃体炎。慢性扁桃体炎迁延不愈时，扁桃体上面的隐窝就会引流不畅，隐窝内就会窝藏有很多的细菌、病毒等致病微生物。在机体抵抗力下降的时候，这些病菌就会大肆活动、大量繁殖，出现新的急性扁桃体炎，多次的急性扁桃体炎，就可以使细菌及其相关的抗原进入人体，产生抗原抗体复合物，沉积到小血管，触发机体变态反应，损伤血管壁，引起血液外渗，导致以小血管炎为主的过敏性紫癜。

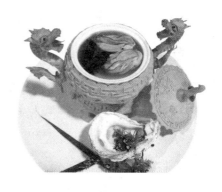

过敏性紫癜患者发病前往往有上呼吸道感染症状。而且通过大量的临床观察发现，引起过敏性紫癜的细菌中，最为常见的是β溶血性链球菌，其次是金黄色葡萄球菌、结核杆菌和肺炎球菌等。近年来我们还发现消化系统疾病的幽门螺杆菌也会诱发过敏性紫癜。

所以你说的嗓子痛，如果是扁桃体炎的话，很容易诱发过敏性紫癜这个病。

4. 过敏性紫癜与病毒有关系吗？

生物教师李教授：如果得了过敏性紫癜，吃些抗病毒药可以吗？它与病毒是否有关系呢？

英萍医生：可以服用，与病毒有关。尽管细菌感染很常见，但是对于孩子而言，我们常见的感冒以流行性感冒为主，大多是由病毒感染所引起的，腹泻病也有相当一部分是由病毒感染所致。事实上，各种病毒感染也是过敏性紫癜最常见的原因中之一。

近20余年的临床观察表明，有很多病毒和过敏性紫癜的发病有关。常见的有副流感病毒、柯萨奇病毒、人微小病毒B19、EB病毒、乙肝病毒、麻疹病毒、风疹病毒、水痘病毒和流行性腮腺炎病毒等，以上各种病毒分别可以引起感冒、心肌炎、传染性单核细胞增多症、乙型肝炎、麻疹、风疹、水痘和流行性腮腺炎等。

所以，我们在日常生活中一定要增强体质，注意防寒保暖，减少上呼吸道感染的概率。

5. 乱吃东西会诱发过敏性紫癜吗？

退休职工张阿姨：我的小孙子平时特别爱乱吃零食，不爱吃饭，乱吃东西会诱发过敏性紫癜吗？

英萍医生：这个会的，因为引发过敏性紫癜的食物有鱼、虾、蟹等异性蛋白质，特别是海产品易诱发过敏性紫癜；一些特殊的肉类如鹿肉、马肉等，鸡蛋和牛奶均可引起本病。临床上有很多患者吃了一次海鲜，就出现了双下肢的皮疹；也有的患者过敏性紫癜治愈后不久，吃了鱼虾、海鲜后复发，提示异性蛋白质在本病中有重要意义。

最近这几年，在食物和过敏性紫癜发病的关系上，医生们做了很多研究，但是一定不要混淆了食物过敏、食物不耐受和食物导致过敏性紫癜的关系。

所谓某种食物过敏，是指进食这种食物后，可以很快出现口唇肿胀、腹痛、腹泻、便血，严重时会出现皮肤荨麻疹、呼吸困难等症状。所谓食物不耐受，是指由于各种原因，进食某种食物后多次反复出现各种不适，这种食物不耐受多是由于异常的免疫反应所导致，也可能存在着其他的原因。

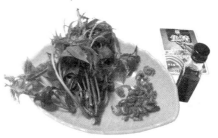

一个人对某种食物过敏，或者对某种食物不耐受，不一定就会患上过敏性紫癜；但是对食物有过敏或者不耐受的人群，患上过敏性紫癜的可能性比一般的人群大一些。所以我们要在日常生活中要知道自己对哪些食物过敏，不吃或不接触易导致自己过敏的食物，减少过敏性紫癜发生的概率。

6. 花粉会诱发过敏性紫癜吗？

生物教师李教授：春季适宜郊游，花草繁盛，我想请问花粉会诱发过敏性紫癜吗？敏感人群是否要避免接触花粉？

英萍医生：在自然界，花粉是一种主要的致敏原。每当春暖花开之际，最容易引起过敏的多为种子树，如构树、地肤、法国梧桐居多。不同的季节，引起各种过敏症状的植物有所不同，在春季以树木花粉为主，早春时节常见的致敏花粉有榆树、杨树、柳树等所散发的花粉；晚春时则以柏树、椿树、橡树、桑树、胡桃等树木的花粉为常见；在夏秋季则以指甲花、蒿草花粉为主。这些植物花粉量大、体积小、空气中含量多，在起风的日子更容易传播，所以春天郊游时更容易出现花粉过敏。

花粉过敏的症状主要有：不断的打喷嚏，流鼻涕，呕吐、腹泻，皮肤、耳朵、眼结膜等处皮肤瘙痒，皮肤上出现风团疹块，严重时还会发生哮喘，呼吸困难，甚至休克。这是因为花粉中含有的油质和多糖物质被吸入体内后，被鼻腔的分泌物消化，随后释放出抗体；如果抗体持续增多，并在人体内蓄积，就

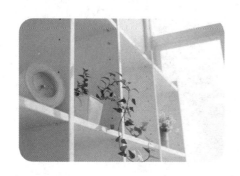

引起人体的过敏反应。

由此可见，花粉对于过敏体质的人来讲是非常容易引起过敏的。但通过查阅资料及临床观察，花粉引起的过敏性紫癜非常少见，多是导致上呼吸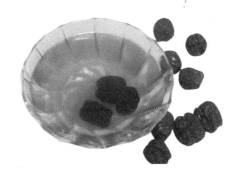道的症状为主。但是，花粉过敏也属于变态反应性疾病，在预防过敏性紫癜复发中，尽可能地避免接触各种花粉，减少去花草、树木茂盛的地方，更不要随便去闻花草；外出郊游时尽量带上帽子、口罩和长袖衣物，避免与花粉长期接触。一旦出现过敏症状，要及时就诊。所以说，花粉虽然很少引发过敏性紫癜这个病，但是敏感人群也要避免接触花粉，做到妥善预防。

7. 药物会引起过敏吗？

生物教师李教授：哪些药物会引发过敏性紫癜这种病呢？

英萍医生：感染是过敏性紫癜最常见的诱因，在生活中我们也经常可以见到某种药物引起本病的报道。

易引发过敏反应的药物有以下几种。

（1）抗生素：比如青霉素、链霉素、头孢哌酮、头孢氨苄、头孢唑林钠、喹诺酮、氯霉素、金霉素、磺胺类、异烟肼、盐酸克林霉素、氟罗沙星等。

（2）中成药：比如丹参注射液、清开灵等。

（3）其他：比如感冒通、利巴韦林、卡托普利、奎宁、水杨酸类、噻嗪类、阿托品、磺脲类、硫氧嘧啶等。

药物引起过敏性紫癜的机会相对较少，往往在多次使用某

种药物后出现皮肤紫癜，才能确定这种药物是罪魁祸首。因此，我们平时不要乱服药，患病之后一定要到正规医疗机构就诊，勿信"游医"和"偏方"。

8. 蚊虫叮咬会导致过敏性紫癜吗？

退休职工张阿姨：夏天蚊子那么多，我的小孙子总爱在外面玩儿，我想请问蚊虫叮咬会导致过敏性紫癜吗？

英萍医生：夏天的时候，我们很容易被各种昆虫叮咬，特别像儿童皮肤娇嫩，被叮咬后往往会很快出现过敏反应，比如局部皮肤红肿、发痒，严重的时候会出现全身反应，甚

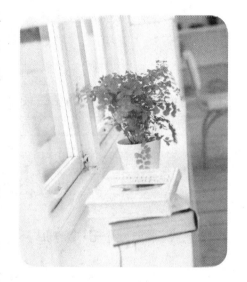

至呼吸困难；很多人被蚊虫叮咬后都会表现为叮咬部位的暂时性反应，比如导致皮肤瘙痒、红肿的症状，但是也有极少一部分儿童会出现过敏性紫癜等特殊的变态反应性疾病。

据文献报道，在引起过敏性紫癜的原因中，被蚊虫叮咬的比例能占到2% ～ 5%。

其实有很多疾病是由昆虫叮咬引起的，因此，一定要做好预防措施，避免受到小黄蜂、大黄蜂、胡蜂、蜜蜂、火蚁和蚊子等叮咬；室内一定要保持清洁、干燥，注意清除庭院、阳台上的积水，减少蚊虫的滋生；卫生间、下水道也要注意清洁、消毒。这些对于预防虫媒传染病具有重要的意义。

第三讲　诊断须知

1. 过敏性紫癜的分型有哪几种？

生物教师李教授：过敏性紫癜也有分型吗？是哪几种？

英萍医生：在临床上，我们常常把过敏性紫癜分为单纯皮肤型、关节型、胃肠型、肾型。其中过敏性紫癜的主要症状就是以皮肤损害为主的。

单纯皮肤型：通常以皮肤紫癜为首发症状。一般表现为皮肤大小不一的瘀点或瘀斑，可见针尖样或黄豆样大小。一开始为棕红色斑丘疹，突出于体表，压之不褪色，可以散发、密集出现，也可以融合成片，一般为对称性分布，以四肢伸侧、臀部和踝关节、膝关节附近多见，很少侵犯躯干，面部和躯干甚为少见。紫癜可突出皮面，一般情况下不会伴有瘙痒，在皮疹消退的时候，皮疹的周围也可能会出现轻微的痒感，但不会痒得厉害，以至于特别难受。个别患者还会出现荨麻疹、血管神经性水肿、多形性红斑，甚至溃疡坏死和出血性大疱等，多发生于头面部。

关节型：除皮肤紫癜外，还有关节疼痛症状，有时候局部会有压痛。多发生在膝、踝、肘、腕等大关节，可呈游走态，关节腔可有渗出液，但是不会留下后遗症的。

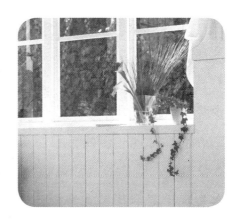

胃肠型：除皮肤紫癜外，还会伴有腹痛、腹泻，甚至呕血、便血等胃肠道症状。腹痛

特点是部位多变而不固定，多在脐区和腹下区，自觉症状明显，多为绞痛，剧烈难忍，压痛点不固定。

肾型：除皮肤紫癜外，还会出现血尿、蛋白尿，甚至出现管型尿，少数患者还会出现少尿、浮肿、高血压等症状。

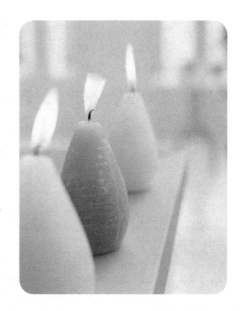

混合型：以上分型中除了单纯皮肤型外，有2种以上存在时称为混合型。

2. 过敏性紫癜的皮肤症状有哪些？

生物教师李教授：过敏性紫癜都有哪些皮肤症状呢？

英萍医生：过敏性紫癜最基本、最常见的症状是皮肤改变，几乎所有的患者都会出现皮肤紫癜，而且以皮肤紫癜为首发症状。

临床上最常见的症状，一般表现为皮肤大小不一的瘀点或瘀斑，像针尖样或黄豆样大小。一开始为鲜红色斑丘疹，继而为暗红色、褐色，突出于体表，压之不褪色，可伴轻微痒感，这些丘疹可以散在或者密集出现，也可以融合成片，一般为对称性分布，以四肢伸侧、臀部和踝关节、膝关节附近多见，很少侵犯躯干，面部更为少见。

由于一些诱因的存在会导致过敏性紫癜的皮肤症状复发，复发时可以是新的皮疹，也可以表现为速发型过敏反应的症状，如表现为荨麻疹、血管神经性水肿、多性红斑，甚至溃疡坏死和出血性大疱等。这种情况下可能会出现较为剧烈的皮肤瘙痒感，一般可以使用抗过敏药物来缓解症状。

3. 过敏性紫癜的皮疹为什么总是反反复复？

退休职工张阿姨：为什么这个病总是反反复复不能痊愈呢？

英萍医生：过敏性紫癜皮疹总是很容易反复发作，这不仅是患者很苦恼的事情，对于我们医生来说也是一个很令人

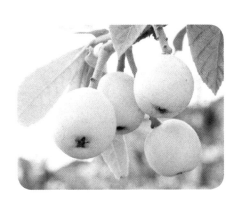

伤脑筋的问题。皮疹反复发作肯定是有原因的，一般来说原因有两方面，一个是外在的因素，另一个是内在的因素。

外在的因素，主要是各种感染，最常见的是上呼吸道感染、扁桃体炎、咽炎、鼻窦炎、龋齿等，因为这些地方往往有慢性病灶，在患上过敏性紫癜的时候会抵抗力下降，很容易导致细菌或病毒的感染；此外，劳累也是皮疹反复发作的重要因素，还有就是饮食的控制问题，嗜食辛辣刺激食物、海鲜往往也会导致紫癜复发。

内在的因素，主要是指患者还处在过敏性紫癜的急性期。急性期的病程有长有短，每个患者是不一样的，一般都在1个月之内，也有的患者会长达1～3个月。而且，在反复出现新的皮疹的时候，过敏性紫癜的急性期就会延长。

4. 过敏性紫癜的关节症状有哪些?

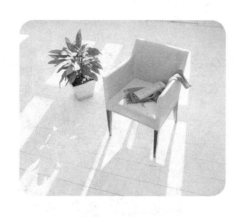

生物教师李教授:这个病会引起关节疼痛的症状吗?能否从专业角度为我讲解一下?

英萍医生:关节型过敏性紫癜的临床特点就是除了有一定程度的皮肤紫癜外,还会出现受累关节的疼痛与肿胀。

皮肤紫癜出现的前后均有可能出现关节疼痛的症状。主要是关节周围病变,可反复发作,但不留关节畸形,此症又称为Schonlein型。发病时关节可有轻微疼痛甚至明显的红、肿、痛及活动障碍,病变常累及大关节,以膝、踝、肘、腕等关节多见,疼痛的部位常不固定,可呈游走状态,常易误诊为风湿病。

其实关节症状是过敏性紫癜非常常见的一种表现,大约有30%的患者会出现关节肿、痛,主要是因为关节中的小血管炎导致关节腔积液。容易受累的关节有膝关节、肘关节、踝关节与腕关节等,多以大关节为主,疼痛的部位常不固定,可反复发作。轻者只有轻微的红肿,重者可以影响孩子的活动。

特别需要注意的是,伴关节痛的患者如果盲目使用美洛昔康、布洛芬这类的解热镇痛药,并不能更好地缓解疼痛,所以只需进行过敏性紫癜的常规治疗,多加休息,数日后就会完全康复,不会出现关节畸形的。

5. 过敏性紫癜胃肠型有哪些临床表现?

生物教师李教授：听说过敏性紫癜会引起腹痛，是这样的吗？

英萍医生：是的，腹痛是过敏性紫癜非常常见的表现之一，大约有2/3的患者会出现胃肠道症状，常常以阵发性腹痛为主要临床表现。腹痛的特点是疼痛位置多变而不固定，多在脐周和下腹部，患者常常自己感觉症状很明显，多为绞痛，疼痛剧烈难忍，压痛和反跳痛不明显，仅有轻度压痛，多数没有明显的腹肌紧张和反跳痛，症状和体征分离是过敏性紫癜的重要特点，也就是说患者感觉痛得很厉害，但是查体并没有明显的异常。

腹痛容易反复发作，进食后疼痛加重，进食量稍有不当都可以导致腹痛的反复发作。除了腹痛外，还可伴有不思饮食、恶心呕吐、腹泻、便血、黏液样便等肠道症状，其中便血是比较严重的并发症，也可以持续很长的时间。如果腹痛持续加重，且没有及时就诊，肠道长时间不规则蠕动，在肠壁血管炎的基础上，某一段小肠有可能出现缺血和炎症改变，引起肠壁水肿、坏死等，严重时可以导致肠套叠、肠梗阻和肠穿孔，引起腹膜炎危及生命。需要患者及家属注意的是，如果腹部症状不伴有紫癜，常易误诊为急腹症。

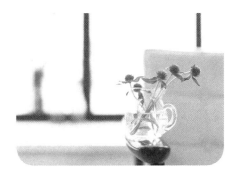

6. 过敏性紫癜的神经症状有哪些?

生物教师李教授:过敏性紫癜会引起头晕、眼花、神志不清这些神经症状吗?

英萍医生:有极少数患者在出现紫癜后,病变可能会累及脑和脑膜血管,表现为中枢神经的症状,如头痛、呕吐、头晕、眼花、神志恍惚、烦躁不安、谵妄、瘫痪、颅内出血、昏迷等。

主要病理改变是小血管和毛细血管通透性增高,血 - 脑屏障受损,进而可引起血管源性脑水肿,最终出现颅内高压,继发性脑组织缺氧等损害。如果出现了上述症状,没有及早地发现与诊治,就有可能引起脑组织损伤,造成不可逆转的神经系统损害,严重者可造成肢体瘫痪。因此,当过敏性紫癜患者出现头痛、头晕、烦躁不安、谵妄等症状时,一定要引起重视,要及时做脑电图检查,给予及时的处理。

7. 过敏性紫癜会导致哪些并发症?

生物教师李教授:现在很多病都有并发症,过敏性紫癜的并发症有哪些呢?

英萍医生:随着病情的发展,过敏性紫癜还会造成以下危害。

(1)肾炎:是本病最常见的并发症之一,这与肾毛细血管的变态反应有关。肾炎的发病率是比较高的,国外报道肾炎的发病率为22% ~ 60%,国内报道肾炎

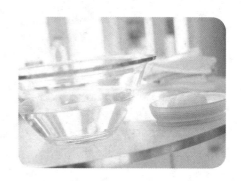

的发病率为 12% ～ 49%。
肾炎一般情况下在紫癜出现
后 1 ～ 8 周内发生，轻重不
一。病情较轻的仅有短暂的血
尿，病情较重的甚至进展为
肾衰竭。过敏性紫癜引起的

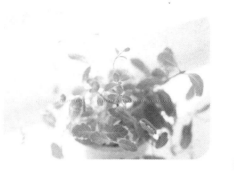

肾炎主要表现为肉眼血尿（30%）、蛋白尿（＜ 1g/d
者占 50% ～ 60%）、水肿、高血压，偶可见肾病综合征（尿蛋
白＞ 3.5g/d 者占 15% ～ 39%）。

（2）消化道症状：胃肠型紫癜有可能会引起便血、肠梗阻、
肠套叠等急腹症。这是因为病变累及胃肠道毛细血管壁，使其
渗透性和脆性增加，以致造成出血症状。病变的严重程度主要
取决于病变的部位、失血量、失血速度，另外还与患者的年龄、
心肾功能等全身症状相关。

（3）呼吸道疾病：肺部的小血管和毛细血管受损后，可引
起肺组织损伤。这种损伤表现为影响肺泡换气，从而出现呼吸
急促、憋闷感、呼吸困难等，但一般不伴有发热，这与普通的
肺炎有所不同。

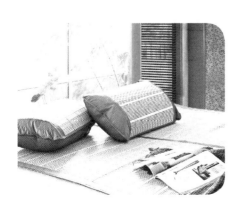

8. 胃肠型紫癜严重吗？

生物教师李教授：过敏性
紫癜会引发胃部的不适吗？

英萍医生：对于过敏性紫
癜胃肠型的患者来说，有时候

消化道症状是很严重的。胃肠道的毛细血管壁遭到破坏以后，使其渗透性和脆性增加，造成了出血症状。在肠壁血管炎的基础上，有可能导致小肠出现缺血和炎症改变，引起肠壁水肿、坏死等，严重的时候也可以导致肠套叠、肠梗阻和肠穿孔，引起急性腹膜炎危及生命。

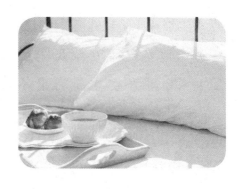

肠套叠是比较危重的腹部急症之一，是指某段肠管凹陷入其远端的肠管，部分肠管重叠，就像是单筒望远镜收起来一样。腹痛、呕吐和果酱样血便是肠套叠的三个最主要症状。当肠道前后相套，造成部分阻塞时，腹部疼痛症状就开始出现了，多为绞痛，疼痛剧烈，患者常常显得躁动不安、双腿屈曲，还会经常合并呕吐。几小时以后，开始解出的大便是果酱般的血便，这是因肠管套牢后，肠壁出血混合肠道黏液所造成的血便，此时若再不及时送医，很容易造成肠坏死，甚至腹膜炎，严重者危及生命。

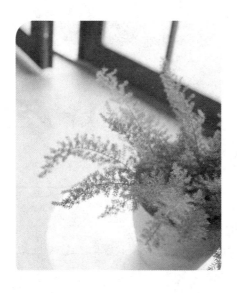

肠梗阻是指肠腔内的内容物正常运行和通过障碍。过敏性紫癜引起的肠梗阻属于血供性肠梗阻。如果患者出现了腹痛、腹胀、呕吐、不排便四大症状，就要注意可能出现了肠梗阻。

肠穿孔是指肠管病变穿透肠管壁导致肠内容物溢出至腹膜腔的过程，是许多肠道疾病的严重并发症之一，引起严重的弥漫性腹膜炎，主要表现为剧烈腹痛、腹胀、腹膜炎等症状体征，严重可导致休克和死亡。对于过敏性紫癜的患者，肠穿孔往往是在没有及时治疗肠梗阻和肠套叠的基础上发生的。

9. 胃肠型紫癜为什么会有大便隐血？如何检查？

生物教师李教授：胃肠道出血的危害很重，我们在生活当中如何判断胃肠出血呢？是看排便的颜色，是否有血丝吗？这个症状与过敏性紫癜有关联吗？

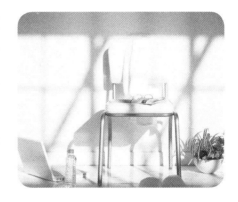

英萍医生：是的，过敏性紫癜可以出现消化道症状，最常见的就是消化道出血，可以表现出大便带血，或全为便血，颜色呈鲜红、暗红或柏油样，便血的颜色取决于消化道出血的部位、出血量与血液在肠道停留的时间。

出现胃肠道症状时患者并不一定能看到大便带血或者柏油样黑粪，但医生也会给患者做粪常规检查，以判断是不是有大便隐血。粪隐血是指消化道少量出血，红细胞被消化破坏，粪便外观无异常改变，肉眼和显微镜下均不能证实的出血。

但是在检查有无粪隐血的时候要注意假阳性；在过敏性紫癜的急性期，一般来说患者会被禁食水，因此不会出现假阳性；但某些患者在出现症状前如果进食肉类和动物血制品，就有可

37

能出现假阳性。因此，要注意在检查粪常规之前的几顿饭中不要进食肉类和动物血制品，不要吃菠菜等含铁较高的蔬菜，就可以避免假阳性。

10. 什么时候容易出现肾损伤？

生物教师李教授：我听说过敏性紫癜会导致肾的损伤，是这样的吗？

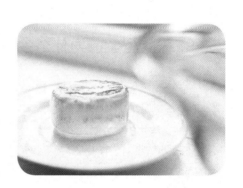

英萍医生：过敏性紫癜是否出现肾炎，决定了本病的预后，也是本病治疗的关键。肾的损害一般出现在发病的 4 周之内。通常情况下，如果在 3 个月内没有出现血尿、蛋白尿等肾损伤的表现，那么出现肾炎的概率就会明显降低。也有个别的患者在晚期的尿常规检查中发现异常，但是绝大多数都是在 6 个月内。但是也有个别的患者可以先出现肾炎的表现，而后才出现过敏性紫癜的皮肤表现。

11. 得了紫癜肾损伤的概率大吗？

生物教师李教授：我平时在服用降血压药的时候，大家都会说，药物都是走肾的，对肾的损伤很大。过敏性紫癜都会导致肾的损伤吗？概率又是多少呢？

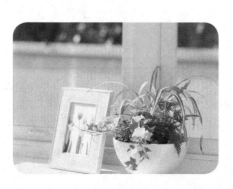

英萍医生：有很多报道中提到过敏性紫癜引起肾损伤的

发病概率，但是结论差距很大，这主要是和肾损伤检测的方法不同而导致的。

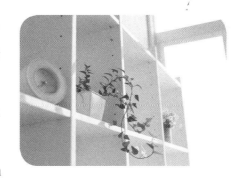

最常见的方法就是检查尿常规，但是检出率相对较低；如果检查尿微量白蛋白、24h尿蛋白实验或者尿沉渣实验，发现尿异常的机会就比较大了；也有人通过肾活检发现所有的过敏性紫癜的患者都有肾组织的改变。

理论上讲，肾组织主要是由肾小球构成，而肾小球主要是由小血管和毛细血管构成的，因此全身的小血管炎也一定会影响到肾的。概率的大小，要根据用药的多少和你自身的身体条件所决定。

12. 尿隐血阳性就是血尿吗?

生物教师李教授：尿常规隐血阳性就表示有血尿了吗？怎么解释呢？

英萍医生：过敏性紫癜的患者一般都会筛查尿常规，经常会有患者或家属拿着化验单在咨询尿隐血的问题，因此有必要把隐血彻底弄清楚。

尿隐血，又叫尿潜血，是很常规的检测项目，一般都是用试纸蘸取尿液，然后插入检测仪器来测出结果。

它的检测原理是这样的：尿中如果有红细胞，接触尿液后试纸就会分解出血红蛋白，其中的亚铁血红素具有弱的过氧化物酶活性，可以催化过氧化物，产生新生态氧，而氧又可将无色的邻甲联苯胺变为蓝色的邻甲联苯胺，其颜色的深浅与红细胞的多少成比例关系，仪器根据颜色的深浅判断是否有隐血，以及尿隐血的程度，一般用+、++、+++和++++来表示。

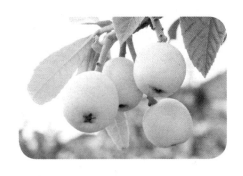

通过以上的原理可以看出：尿中只要含有过氧化物酶活性的物质，就可能催化过氧化物，产生新生态氧，导致隐血假阳性，比如当尿路感染时，某些细菌可产生过氧化物酶，造成假阳性；一些外伤或组织感染会使尿中含有肌红蛋白也会使尿隐血呈阳性。

如果在做尿常规检查前曾大量口服过维生素 C，大量的维生素 C 从尿中排出，它能中和尿试纸中的氧化物，不能产生氧，引起假阴性反应。

此外，尿隐血检查还受一些外界因素如标本是否新鲜，反应时间是否合适，试纸条是否过期或被污染等因素，都可以引起尿隐血检测假阳性或假阴性结果。

可见尿隐血阳性大多数情况下是血尿引起的，但是一定要注意一些特殊情况导致的假阳性。

13. 尿常规正常了就说明肾损伤好了吗？

生物教师李教授：尿常规正常就说明没有肾的损伤吗？

英萍医生：尿常规检查可以看到有无隐血，有无蛋白尿。如果尿常规中没有隐血或蛋白质，那么是不是说明没有肾损伤？答案是否定的。

尿常规是比较简单的筛查方法，容易受各种因素的影响，比如喝水多少、输液的量、试纸条的质量等，再加上很多实验室都不做离心尿液检查，因此单凭普通的尿常规有时候会漏诊。

因此建议如下。

（1）做晨尿检查，或者多做几次尿常规。

（2）可以去有条件的医院做离心尿的尿沉渣检查，比较能说明问题。

（3）可以做24h尿蛋白定量，或者尿的微量白蛋白检查。

采取以上措施，就可以减少误差，提高诊断准确率。

14. 怎样看尿液的化验单?

生物教师李教授：我们能看懂尿常规化验单吗？有什么通俗易懂的方法吗？

英萍医生：尿常规是三大常规检查之一，也是过敏性紫癜的必要检查项目，现在就把读懂尿常规的小技巧分享给大家。

首先看看化验单上有无隐血，也就是尿隐血是几个加号；然后看镜检结果，每个高倍镜视野有几个红细胞；如果有尿沉渣自动分析结果，也要看看每微升有多少红细胞。根据这三种检查的参考值确定血尿的有无和严重程度。

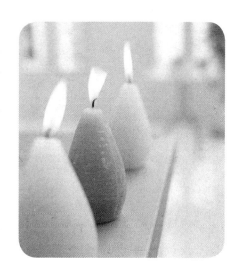

要注意以下几个问题。

（1）尿隐血的参考值是阴性；镜检结果是每高倍视野

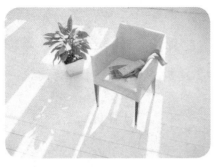

0～3个红细胞；但是由于使用的仪器不一样，每个化验室尿沉渣自动分析仪的参考值是不一样的。

（2）注意尿常规中是否有维生素C升高，这可能会导致隐血假阴性。

（3）注意尿比重和渗透压是否比较高，如果是这样，可能会使尿液中的红细胞表现得比实际情况严重一些。

（4）一定要注意镜检的红细胞是否使用的离心泵，目前大部分的化验室采用随意尿不离心进行镜检，对于过敏性紫癜的患者来说，这时候如果红细胞≥1个，就算是血尿了。

15. 肾损伤多久能痊愈？

生物教师李教授：如果造成了肾损伤，多久才能完全恢复呢？

英萍医生：因为对于肾炎的恐惧，患者和家属都很关心这个问题。关于过敏性紫癜引起的肾损伤，其预后主要取决于以下三个方面。第一是肾炎

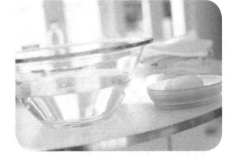

的严重程度；第二是急性活动期的治疗效果；第三是恢复期时患者个人的护理工作。

急性肾炎型，表现为急性肾炎综合征，它的预后是比较差的，少部分的患者在急性期甚至有可能出现生命危险。经过积极的

治疗后，只有少部分人会出现肾功能减退，但是大部分的患者经过 3～5 年是可以痊愈的。一般情况下，急性肾炎综合征的患者治疗 1～3 年的时间可以逐渐痊愈。如果仅仅是一般

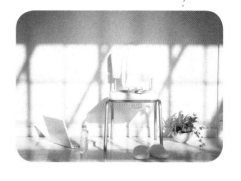

的血尿、蛋白尿，那么恢复的时间就会相对短得多。

但是能否在理想状态下痊愈，取决于急性期积极、正确的治疗。强烈建议患者及家属，一定要及时去正规医院进行科学、规范的治疗，以免贻误病情，后悔莫及。

此外，在肾炎的恢复期，一定要做好护理工作，做好日常防护工作，积极锻炼身体，避免各种感染，只有这样才能减少肾炎的恢复时间。

16. 束臂试验是怎么回事？

生物教师李教授：束臂试验是什么呀？你能解释一下吗？

英萍医生：束臂试验又称毛细血管脆性实验，其实主要是检查毛细血管抵抗血液外漏的能力，也就是说，如果毛细血管本身的完整性、致密性降低，或者血小板数量和质量存在缺陷，

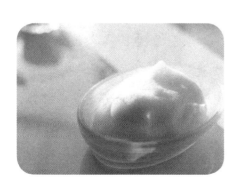

或体内维生素 C 及维生素 P 缺乏，或血管受到理化、微生物因素损害时，毛细血管脆性和通透性增加，血液就会外渗，束臂试验就会阳性。

具体操作方法很简单：仅

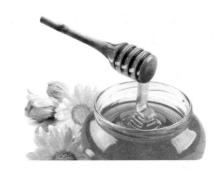

仅需要一个血压计、一支圆珠笔就可以了。首先在前臂屈侧面肘弯下 4cm 处，画一直径 5cm 的圆圈，用血压计袖带束于该侧上臂，先测定血压，然后使血压保持在收缩压和舒张压之间，持续 8min，然后解除压力，待皮肤颜色恢复正常后，计数圆圈内皮肤新出血点的数目。正常新出血点在 10 个以下。血小板减少症、过敏性紫癜、维生素 P 或维生素 C 缺乏症等毛细血管脆性增加，抵抗血液外漏的能力下降，新出血点超过 10 个以上，称束臂试验阳性。

在临床上，如果过敏性紫癜很典型，一般就不做这个试验了，因为这个试验的结果会使患者的上臂出现密密麻麻的新的紫癜，甚至连成一片，很是吓人。

只有对那些表现不是很典型的，或者以其他表现为首发症状的怀疑是过敏性紫癜的患者，才做束臂试验，以帮助诊断。

17. 过敏性紫癜会导致贫血吗?

退休职工张阿姨：这个病有这么多出血点，我想请问，得了紫癜，会不会引起贫血呢？

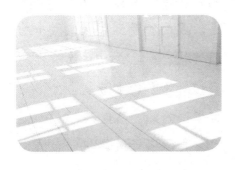

英萍医生：虽然过敏性紫癜是出血性疾病，而且皮疹有时候会很严重，双下肢、臀部，甚至双上肢都会布满密密麻麻的出血性皮疹，不过这些皮疹

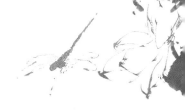

的出血量都很小，是绝对不会引起贫血的。

但是，如果是胃肠道紫癜，可以有黑粪、鲜血便，甚至有大血管破裂，出血量可以很大，严重者导致血压降低，甚至出现失血性休克。这时检查血常规，就会出现红细胞含量降低、血红蛋白也减少，表现为正细胞性贫血，提示有失血性贫血。

除了血小板可以升高、红细胞可以减少，血液中另外一种细胞——白细胞，一般不会有太大的变化，在过敏性紫癜的早期也可以略有增加，合并细菌感染的时候可以明显升高。

18. 怎么区别瘀斑和紫癜？

大学生小孙：医生，我平时不小心磕到一下皮肤上就会出现瘀斑，请问一下，怎么判断是不是紫癜呢？

英萍医生：对于紫癜的诊断现在就连教科书上也没有一个非常确切的标准，美国风湿协会曾制定了过敏性紫癜的诊断标准。

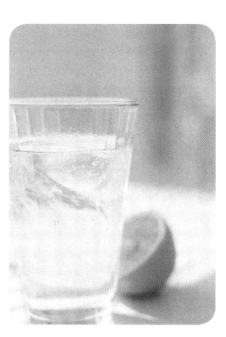

（1）可触及的皮肤紫癜。

（2）发病年龄＜20岁。

（3）急性腹痛。

（4）活检显示小动脉或小静脉中性粒细胞浸润。

符合以上2项或2项以上者，可诊断为过敏性紫癜，其敏感性和特异性约90%。

在此基础上，欧洲最近提出了新的诊断标准，即皮肤紫癜不伴血小板减少或凝血功能障碍，同时伴有以下 1 项或 1 项以上表现者。

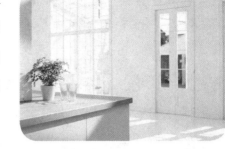

（1）弥漫性腹痛。

（2）关节炎和关节痛。

（3）组织活检显示以 IgA 为主的免疫复合物沉积。

但这些诊断标准并不是很适合我国国情，所以关于紫癜的诊断主要是对症诊断，依靠典型的皮疹，四肢及躯干部位出现瘀点或者青紫瘀斑，甚至融合成片，压之不褪色，常反复发作。再结合一些伴随症状如急性腹痛、关节痛及尿液改变等，对诊断也有极大帮助。

但是对于一些非典型病例，或者不是以紫癜为首发症状的患者，就需要进行必要的鉴别诊断了，也就是要排除其他疾病的可能性。

19. 什么是肾活检？

生物教师李教授：肾活检是什么？是手术吗？可以细致解释一下吗？

英萍医生：如果得了过敏性紫癜，那么其中的紫癜性肾炎是比较严重，或者血尿、蛋白尿持续时间太长，医生就会建议给患者做肾活检，那么什么是肾活检呢？

肾活检就是取一点点肾组织出来进行病理检查的简称。肾活检的方式有多种，为临床医生和患儿家长所接受并得以普遍开展的是经皮肾穿刺活检技术，也就是常说的"肾穿"。用一直径约 1.5mm 的细针，从皮肤进针，穿取长 1cm 左右的肾组织，然后将肾组织用光学显微镜、免疫荧光和电子显微镜进行观察。

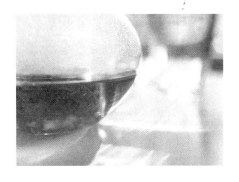

做肾穿时都会有B超做导引，医生能很清楚地看到肾的轮廓，细针进出肾组织的时间也很短，绝大多数患儿都能够很好地配合。

因此肾穿检查安全、快捷，是许多肾病患者的一项必不可少的检查项目。

20. 什么情况下要求做肾穿刺？

生物教师李教授：什么情况下需要做肾穿刺呢？

英萍医生：对于过敏性紫癜肾炎的患者，如果肉眼血尿时间太长，也就是你能亲眼看见血尿时间超过 1 个月；或虽为镜下血尿但合并有蛋白尿，而且持续一段时间，治疗效果又不理想；

或者镜下血尿持续时间超过 1 年、患者或医生需要明确诊断的；反复出现肉眼血尿等，都可以进行肾穿刺，目的是为了能更好地知道肾组织的病变情况。这样也就能更准确地进行治疗。

21. 肾穿刺安全吗？

生物教师李教授：肾穿刺安全吗？很担心会不会出现其他的不良反应，成功率高吗？怎样做肾穿刺？

英萍医生：这个问题是很多患者及家属关心的问题。尽管经皮肾活检术是一种有损伤的检查方法，但随着穿刺针具、定位技术的改进，以及穿刺技术的成熟，其成功率、安全性还是很高的。

穿刺的过程是这样的，患者取俯卧位，腹下垫一个硬枕，采用局部麻醉，在 B 超的引导下将穿刺针穿刺进入皮肤、皮下组织和肌肉，然后患者憋住气保持肾不移动，操作者按下穿刺针上面按钮，穿刺针的针头就会快速地刺入肾，并回弹出来，进入肾的时间也就几秒钟。之后按压止血，包扎，整个过程约15min 就可以完成了。

肾活检一般取右肾下极的肾组织，这里大血管少，安全性高。所以，虽然是一种创伤性的检查，但一般不会加重肾的损害，只有极少数患者，在穿刺后的几天内会有一点血尿。几乎不会造成大的出血、感染，甚至肾撕裂伤等严重并发症。

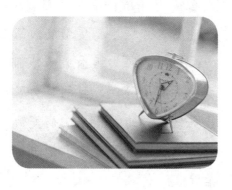

另外，患者在接受肾活检前都会进行必要的检查和评估，比如检查出凝血时间、做 B 超了解孩子肾皮质的厚度等；

医生只有在患者(包括患儿)能够安全承受并充分准备的前提下才会进行该检查。

22. 过敏性检测有哪些?

生物教师李教授:怎样进行过敏性的检测?

英萍医生:临床上检测变应原的方法很多,总的来说包括体外试验和体内试验两大类。

体外试验就是抽出患者的血液,在体外对血液进行检测,主要是检测血液中的特异性的IgE和IgG,前者是针对Ⅰ型过敏反应,也叫作速发型过敏反应,后者是针对Ⅲ型过敏反应,也叫免疫复合物型过敏反应。

体内试验就是在人体上直接做试验,包括皮肤试验、变应原激发试验等;变应原激发试验主要用于哮喘的检测,给患者吸入很少量的变应原,然后用仪器检测气道的反应性,这种激发试验是典型的Ⅰ型过敏反应。

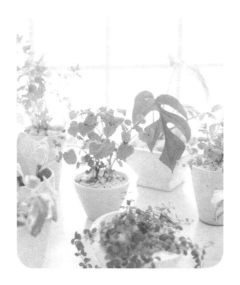

皮肤试验的方法包括皮肤点刺试验、皮内试验及皮肤斑贴试验,皮内试验是将变应原用很小的针头注射到皮内,大家见得最多的是青霉素皮试,

这也是针对速发型过敏反应的检测方法；皮肤点刺试验就是用很小的针头点刺已经滴在变应原溶液的皮肤，观察局部皮肤的反应，也是速发型过敏反应；皮肤斑贴试验是将含有变应原的贴片贴在皮肤上，如果对某种物质过敏，则会在这块贴片对应的皮肤局部出现反应，这种检测方法主要是检测接触性皮炎，这是一种典型的

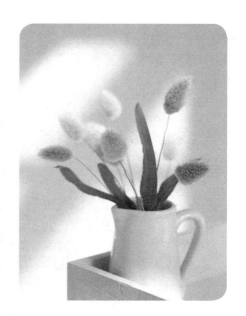

Ⅳ型过敏反应，又叫迟发型过敏反应，与结核菌素皮试的道理是一样的。

第2章 过敏性紫癜的治疗

第一讲 西医治疗

1. 西医是怎样治疗过敏性紫癜的?

生物教师李教授:西医如何治疗过敏性紫癜?

英萍医生:过敏性紫癜的西医治疗分一般治疗和药物治疗。

一般治疗就是急性期时嘱患者卧床休息,避免摄入动物蛋白饮食;腹部症状较重者可给予素流食,必要时应禁食补液。

药物治疗就是给予营养毛细血管和改善血管通透性的药物,如维生素C、芦丁、能量合剂、西咪替丁等。可以给予免疫抑制药,抑制体内的免疫。合并感染的,要积极抗感染治疗,应用抗生素;合并消化道出血者应给予糖皮质激素和止血药等治疗并应用双嘧达莫(潘生丁)治疗以抗血小板聚集,有报道使用小剂量肝素兑入葡萄糖注射液中静脉滴注,连续5d,可以有效地抗纤维蛋白原及血小板的沉积;或者肝素钙,皮下注射,每日2次,连续7d,还可以减少紫癜肾炎的发生;对于重患,还可以大剂量的静脉滴注丙种球蛋白冲击治疗,连用3～5d,临床效果还是比较好的。

2. 过敏性紫癜分为急性期与慢性期吗？不同时期治疗有何不同？

生物教师李教授：过敏性紫癜的急性期和慢性期都有什么表现？都怎样治疗？

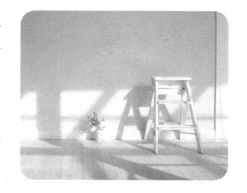

英萍医生：很多疾病都有急性期和慢性期，所以过敏性紫癜也不例外。

急性期，患者体内会产生免疫反应，要进行系统的抗感染、抑制免疫反应和抗凝血治疗。许多文献资料和长期的临床经验表明，早期为了阻止病情的继续加重，可短期使用合适剂量的肾上腺糖皮质激素、肝素和抗生素治疗，这样对肾也有很好的保护作用，出现肾损害的概率也会降低，即便出现了肾损伤程度，也是较轻的。

慢性期，如果患者出现了肾损伤，给予营养肾、促进恢复治疗与预防肾损伤的治疗相比，效果会差很多。在疾病的慢性期，肾损伤主要靠自身慢慢康复，这时的药物作用是比较有限的，恢复的时间要根据身体素质等多种因素所决定。

3. 什么是激素？

退休职工张阿姨：都说激素副作用多，什么叫作激素啊？

英萍医生：激素是一种分子量很小但活性较大的物质，它在不同的组织或器官中产生，通过血液循环到相应的部位发挥作用。激素的种类是多种多样的，有胰岛素、雌激素、甲状腺素等。肾上腺也可以产生很多激素，肾上腺素就是肾上腺髓质产生的，糖皮质激素、盐皮质激素是由肾上腺皮质产生的，而临床上经常使用的激素，就是指肾上腺糖皮质激素。

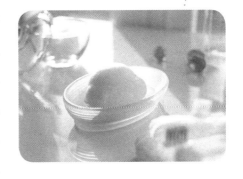

4. 激素的作用是什么？

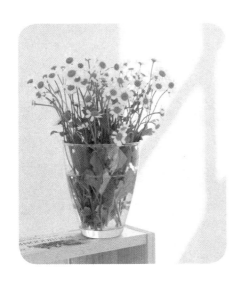

退休职工张阿姨：我听说治疗过敏性紫癜常常要使用激素，想请问，不用激素治疗行不行？怕对孩子的身体产生危害。

英萍医生：治疗过敏性紫癜的时候，我们经常会用到激素，它主要是具有抗炎的作用，而且作用强大，可以对抗不同原因引起的炎症，如物理、化学、生理、免疫等。炎症表现有渗出、水肿、毛细血管扩张、白细胞浸润等。

激素可以有效地减轻这些炎症的表现，除此之外还具有免疫抑制作用，可以抑制巨噬细胞对抗原的吞噬，也能使血液中的淋巴细胞很快减少。其实，过敏性紫癜就是各种原因导致的免疫反应产生的小血管炎症，激素可以很好地抑制这种免疫反应和炎症反应，故而减轻症状，并控制病情，防止疾病的进一步加重。

5. 什么样的患者需要给予激素治疗？

退休职工张阿姨：什么样的患者需要使用激素啊？要用多久？

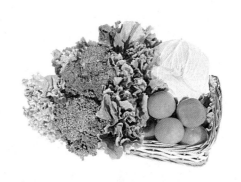

英萍医生：当出现如下这些情况的时候，我们会建议患者应用激素治疗。

有严重消化道症状的时候，可见腹痛、便血，可以短期的应用氢化可的松，治疗时间1～2周；如果出现肾病综合征的患者，也可以早期使用氢化可的松，然后逐渐地改为泼尼松口服，治疗时间较长，有的可达半年，或者时间更长；当出现严重的急性肾炎的时候，需要及时使用甲泼尼龙冲击治疗，然后再改为泼尼松口服，根据病情，服药的时间也不等。

现在一些临床医生对于过敏性紫癜急性期的患者，多采取静脉激素治疗，可以很快地抑制皮肤紫癜，胃肠道的症状也可以减轻，有的还可以减少肾损害的发生概率。

6. 过敏性紫癜常用的激素治疗有几种？

生物教师李教授：我知道治疗过敏性紫癜常要用到激素治疗，可以从专业角度为我解释一下，如何使用激素吗？

英萍医生：糖皮质激素的应用是很广泛的，治疗效果也很显著，这是其优势，缺点是如果使用不当，也会产生很多不良反应。所以原则上是小剂量的短疗程治疗。因其种类较多，所以会根据具体病情结合自己的特点来选择应用。治疗过敏

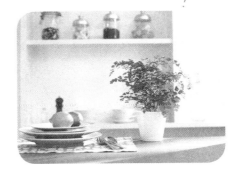

性紫癜常用的有泼尼松、甲泼尼龙、氢化可的松等，紫癜肾炎的也常用这几种。

（1）氢化可的松，用药的名字为氢化可的松注射液，规格是每支 20ml、100mg，是一种短效制剂，其半衰期（半衰期指药物在血浆中浓度下降一半的时间)是 8～12h，所以每日用 2 次，能达到更好的效果。

（2）甲泼尼龙，又名甲强龙，是一种中效制剂，常用每支 40mg，静脉给药，其半衰期达 12～36h。其抗炎的作用较强，所以紫癜性肾炎的急进型肾炎患者，常给予短期冲击治疗，注意激素的不良反应，还要观察有无心律失常。

（3）泼尼松，也叫醋酸泼尼松，规格 5mg，是一种中效制剂，半衰期可达 12～36h，开始时的用法为每日 3 次，口服，随着病情的稳定，可以改为每日 1 次，晨起口服。与生理情况相呼

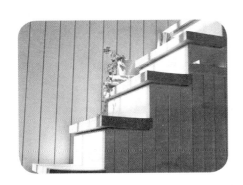

应，会相应的减少激素的不良反应，再逐渐改为隔日口服。因为本药是通过肝还原才具有活性，肝功能减退的患者，效果不好。泼尼松是过敏性紫癜患者长期使用的口服制剂，注

意在疾病的不同时期，泼尼松的减量速度并不同，在改为晨起口服的时候建议在 8 点之前服药，要注意监测血压，同时服用含维生素 D 的钙片及保护胃的药，很多患者容易出现白细胞和血小板升高的表现，尤

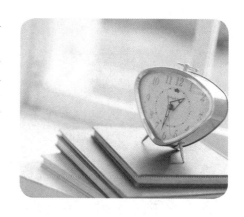

其是白细胞的异常，容易误诊为感染，需要注意。

（4）美卓乐，全名叫美卓乐甲泼尼龙片，规格为 4mg，也是中效制剂，其半衰期为 12～36h，它不用在肝中代谢，盐皮质激素样作用较小，盐皮质激素具有维持体内水与电解质的平衡，所以引起钠水潴留概率小。可以代替泼尼松治疗紫癜性肾炎。

（5）地塞米松，又名氟美松，每支 5mg，片剂是 0.75mg，是长效制剂，半衰期为 36～54h，所以在体内维持的时间较长，所以如果发热的患者，注射 1 次，可以 2～3d 不发热，但其很少给过敏性紫癜的患儿应用。

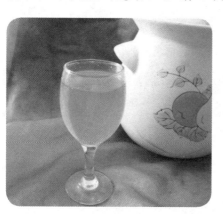

这四种抗炎药物作用与剂量之间的关系：氢化可的松 20mg= 美卓乐 4mg= 泼尼松 5mg= 地塞米松 0.75mg。可以简单理解为每一片的剂量与其抗炎的作用是相当的。

7. 糖皮质激素是怎样发挥作用的？

生物教师李教授：糖皮质激素是怎样发挥作用的？

英萍医生：糖皮质激素可以抑制白细胞在炎症部位的黏附、迁延和聚集，防止进一步发生炎症反应；也能够抑制中性粒细胞和巨噬细胞的吞噬作用，抑制致炎性因子的释放，可以诱导脂肪细胞激素的产

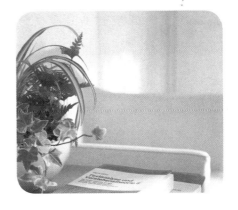

生，抑制了磷脂酶 A2 的产生，花生四烯酸的合成减少，故使白三烯、前列腺素等致炎因子减少。可以抑制 T 细胞的增殖，就可以使白细胞介素的合成分泌降低。还可以诱导 T 细胞的凋亡。

8. 激素治疗有不良反应吗？

生物教师李教授：过敏性紫癜的激素治疗有哪些不良反应？危害如何？可否从专业角度进行解释？

英萍医生：一般情况下，短期使用激素，不良反应不大，所以倡导过敏性紫癜在急性期时短期的应用激素治疗。

但如果长期大量的治疗，必然会产生不良反应。它会对机体的代谢造成影响，会影响脂肪的代谢，主要是促进四肢的脂肪分解，就会产生满月脸（脸很圆像一轮满月，看起来比较肥大）、

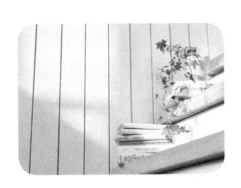

水牛背（颈后部突出，背部肌肉明显突起，呈半月形，有点像驼背患者的背部）、向心性肥胖（患者体内脂肪沉积是以心脏、腹部为中心而开始发展的一种肥胖类型）等表现；对

蛋白质代谢的影响主要是促进蛋白质的分解，表现为虚胖，小孩子生长会受到影响，还可以使肌肉、皮肤、骨骼等一些组织中的蛋白质含量变少，伤

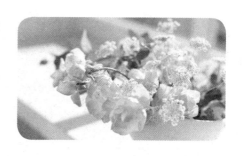

口不容易愈合；对糖代谢的主要影响是促进肝糖原的异常生成，使糖原的储存增多，同时还抑制了外周组织对糖的利用，从而使血糖增高，有时还会使尿糖增高；对水盐代谢的影响主要是会引起水钠潴留。

长期使用激素会使机体的抗病能力降低，可诱发感染，加重感染，所以打算长期应用激素的患者，一定要在之前好好地检查一下身体，清除潜在的感染源，在使用期间也要加以防范。

糖皮质激素能够抑制成骨细胞的活性，促进钙磷的排泄，肠内钙的吸收受到抑制，增加骨细胞对甲状旁腺素的敏感性，从而引起骨质疏松，严重者造成股骨头坏死。所以长期应用激素的患者，都建议要长期服用钙片（以含维生素 D 的钙为主，如钙尔奇 D 钙、迪巧等），同时要配上能够促进钙吸收的骨化三醇软胶囊，同时服用，才能更好地吸收已服用的钙。

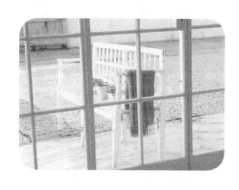

还可以造成菌群失调，发生真菌的感染，所以大量应用激素的患者，建议用制霉菌素片泡水漱口，防止真菌感染。

还会损伤胃黏膜，严重引起消化道溃疡，所以长期应用

激素的患者，应与保护胃黏膜的药同时治疗，如泮托拉唑钠肠溶片，防止胃部的并发症。

还会引起血脂的升高、神经过敏、兴奋、白内障等，但是这些发生的概率还是比较小的。

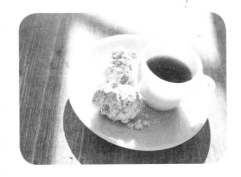

9. 激素这么多的不良反应为什么还要用呢？

退休职工张阿姨：激素的不良反应太多了，不用激素行不行？有合理使用激素的方法吗？

英萍医生：了解了激素和它的不良反应，会让很多患者很难接受，不愿使用激素治疗。有些还比较严重，产生了过多的恐惧心理，一提激素而色变，退缩和拒绝。那医疗上为什么还要使用激素呢？他又有什么优势呢？

其时激素可以理解为是一把双刃剑，它给我们带来了不良反应，也带来了优势。我们要权衡它的利弊，激素虽然会出现一些不良反应，但是过敏性紫癜的患者，或者严重肾损伤的患者，在还没有找到更适合的治疗方式之前，如果不应用激素，病情得不到控制，患者会更危险。

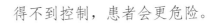

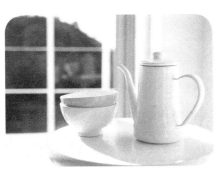

虽然我们列举了激素的很多不良反应，这些不良反应多是对体内的物质的代谢的影响，以及机体的抵抗力的降低，但是这些影响都会在停用激素

59

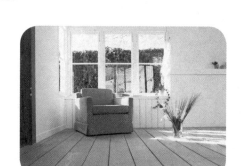

后慢慢地缓解，而且也会同时服用一些相关药物，以对抗激素的不良反应。很多患者担心的是肥胖和多毛，其实这些都可以在停药之后相应的好转。

在这些不良反应中，需要注意的是，小孩子会影响身高，口服钙片会有一定缓解；会发生股骨头坏死，这种情况很不好，但发生的概率小；会发生青光眼，并且是不可逆的，但是发生的概率也是小的；影响到消化系统的，我们可以用保护胃的药物。

合理使用剂量和方法，会带来更好的治疗效果，益处也很多。

10. 使用激素有什么禁忌呢?

生物教师李教授：使用激素治疗，是否有禁忌？什么时候需要慎用或者忌用？

英萍医生：你提的很关键，使用激素时，要注意它的禁忌证，以下情况需要禁用激素。

（1）肾上腺皮质功能亢进症的患者需禁用，这种情况比较少见。

（2）合并水痘、真菌感染的患者需禁用。

（3）有单纯疱疹性角膜炎、角膜溃疡、带状疱疹等病毒感染者需禁用。

（4）合并有胃溃疡或

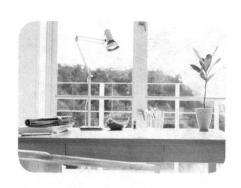

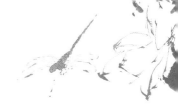

十二指肠溃疡的患者需禁用。

（5）刚做过手术的，如胃肠吻合术者，都要禁用激素。

11. 一旦使用激素，可以随时停用吗？

大学生小孙：我的情况需要使用激素进行治疗，那什么时候可以停用？随时停用可以吗？

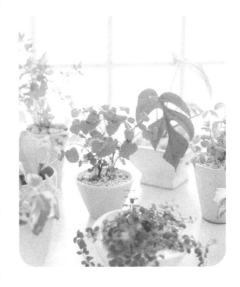

英萍医生：不能，我们可以根据病情慢慢减量，直至停用，但不可突然停用。

长期应用激素的患者，如果病情稳定了，可以逐渐减量，以免出现激素停药反应。如果患者在口服激素期间，存在慎用激素的情况，也不能立即叫停，当患者合并水痘时，建议激素逐渐减量，配合注射丙种球蛋白。

激素的突然停药，或者减量太快的，易造成病情反复，且会造成血尿加重，或者重新出现蛋白尿。还会造成肾上腺危象，出现脱水、血压下降、直立性低血压、虚脱、厌食、呕吐、精神不振、嗜睡乃至昏迷等表现。

因为长期的应用激素，肾上腺的皮质功能就会受到抑制，可以自身产生糖皮质激素的能力就会降低，如果激素的量减得太快，而又有合并感染的情况，自身的肾上腺很难产生出足够的糖皮质激素以供应体内需要，会产生危重后果。

所以，使用激素的患者，应严格遵医嘱正确用药，切勿胡乱停药、减量，以免出现不良后果。

12. 激素的减停需要多长时间？

大学生小孙：我想知道，使用激素后，什么时间可以减量或者停用，有具体期限吗？

英萍医生：很多患者应用激素很长时间了，想停药却不敢停，怕疾病复发，但又不想继续服用，对减量和停药的时间，一直不清楚，造成了很多的困扰。

有经验的临床医生会根据患者病情的严重程度提出合理建议。紫癜肾的患者，急进型肾炎，服用激素的时间大概会长达3～5年；肾病综合征的需要2～3年；急性肾炎伴有较多蛋白尿时，使用时间会短些。

还可以根据蛋白尿的控制速度，患者对激素的反应效果，可以适当加减量；根据患者的抵抗力，如果抵抗力低的人容易发生感染，对于肾炎恢复期的患者，感染可能会使蛋白尿或血尿再次出现，所以减速就应该慢一点。

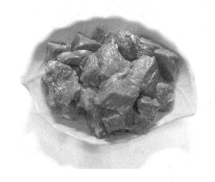

所以我们的目的就是，在避免患者血尿、蛋白尿加重，或复发情况下，尽量给予剂量小的、时间短的激素用药。

13. 治疗过敏性紫癜的常用过敏药物有哪些？

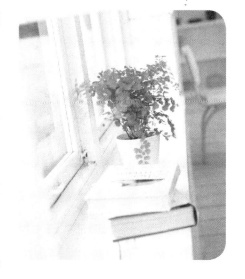

大学生小孙：哪些常用的过敏药可以用于治疗过敏性紫癜呢？

英萍医生：人体产生过敏的原因是由于受到外界刺激，使体内组织变化，释放过多的组胺，所以可以用一些抗组胺药物来抗过敏，如苯海拉明、异丙嗪、布克利嗪、氯苯那敏、西替利嗪、氯雷他定、葡萄糖酸钙、维生素 C 等。

14. 什么是免疫抑制药？

生物教师李教授：免疫抑制药是什么意思？如何解释呢？

英萍医生：免疫抑制药又称作细胞毒性药物，是一种抗肿瘤药，最开始用于恶性肿瘤疾病，通过抑制细胞的代谢途径或杀灭增殖细胞而发挥抗肿瘤的作用，后来又应用于器官移植。

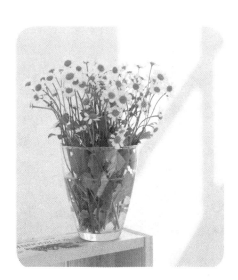

近年来，在风湿免疫性疾病中使用的特别多，因为风湿病是由免疫系统介导的，疾病的临床表现是由炎症所致的，

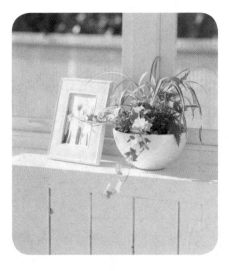

免疫抑制药的使用会使病情减轻，杀死不需要的细胞会对疾病有利。免疫抑制药对初次的免疫应答更为敏感。多数的免疫抑制药的选择性并不高，也可以影响机体的正常免疫应答，长期使用会使机体抵抗力降低，还可能诱发感染。当病情稳定时，维持治疗即可。

需要注意的是，多数免疫抑制药在快有毒性作用的剂量时才发挥免疫应答作用，故临床上要合理使用剂量，若并发了感染，要减量或停用，避免加重病情，要警惕合并感染和诱发肿瘤。

15. 肝素治疗有什么意义？

生物教师李教授：听说了肝素治疗，这是什么？有什么作用？

英萍医生：过敏性紫癜是一种血管炎病变，局部的炎症会刺激血管内皮损伤，血管内皮损伤会引起凝血反应，这是造成过敏性紫癜和紫癜性肾炎发病的重要机制之一。

所以，在疾病的急性期时，会给患者静脉输注肝素治疗。

常用的肝素有普通和低分

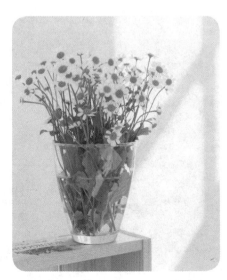

子量的两种制剂。普通的肝素平均分子量为 15 000，低分子量肝素的平均分子量是 4500。低分子量肝素是新开发出来的，较贵些。

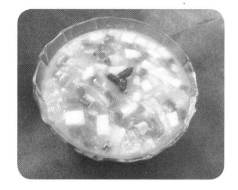

其与普通肝素相比的优点有：抗凝血作用强、起效快，而且持续时间长；出血危险小，不需要监测凝血时间；在体内半衰期长，生物利用度高；与普通肝素相比，对血小板和脂质代谢的不利影响小；由于只在肾中代谢，所以应用于尿毒症血液透析时，作用时间延长了，使用的剂量也减少了。

低分子肝素有如此多优点，建议患者选择使用，有很好的治疗作用。

16. 过敏性紫癜需要口服抗凝血药吗？

退休职工张阿姨：听说治疗过敏性紫癜需要使用抗凝血药，这是什么意思？有什么作用？

英萍医生：当过敏性紫癜、紫癜性肾炎在急性期有明显的

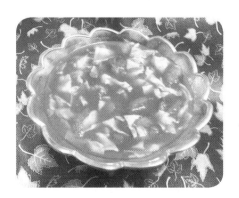

凝血反应的时候，通过静脉给予肝素或低分子量肝素，效果较好。如果过了急性期，血管内皮需要一定时间修复，可能还有一些轻微的凝血，可能引发感染，还会出现新的凝血现象，此时需要患者口服抗凝

药，常用的就是双嘧达莫，又叫潘生丁。

部分患者在开始服用的双嘧达莫时会有头晕、头痛表现，所以开始是从小剂量服用，几天后再加到治疗的剂量。该药品的不良反应小，价格不贵，临床上使用的时间也长，所以根据患者的血小板数量来调整剂量。

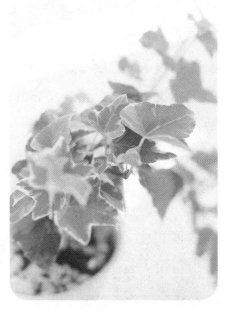

17. 降血压药卡托普利应用于过敏性紫癜的治疗作用有哪些？

生物教师李教授：我的血压不高，为什么在治疗的时候还给我开了降血压药卡托普利呢？这是什么作用？是不是开错了？

英萍医生：很多紫癜肾炎的患者血压不高也会口服一种常用的降血压药，卡托普利片，我来讲讲其中的原因。

卡托普利片是血管紧张素转化酶抑制药，通过扩张小血管起到降血压的作用。除此，其还具有降低肾血管阻力作用，加快肾血流速度，促进水、钠的排泄，对有蛋白尿的肾病患者具有保护作用，改善肾小球内的高压、高灌注、和高滤过状态，起到减少蛋白尿的

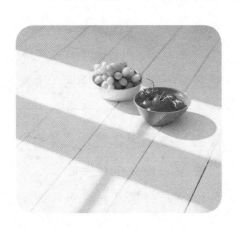

作用。

使用此药，不是为了降血压，紫癜性肾炎的患者血压高的不多，所以要观察患者血压的变化，出现头晕、血压降低明显的，必要时更换药物，或者停止使用。

个别患者会出现刺激性干咳，临床上常使用的药物有福辛普利、贝那普利、依那普利等药物。

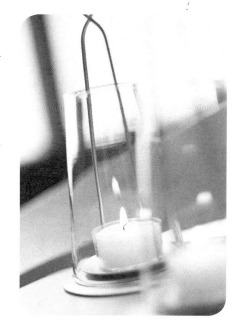

18. 抗过敏药对过敏性紫癜治疗是否有作用？用量如何？

退休职工张阿姨：医生，给我孙子开的治疗过敏性紫癜的药，为什么还有抗过敏药？它有什么作用啊？

英萍医生：是这样的，过敏性紫癜的患者可能会伴有速发型的过敏反应，如荨麻疹、血管神经性水肿等，所以临床上会用一段抗过敏药，经常用的有西替利嗪、氯雷他定、氯苯那敏等，但是对皮肤紫癜和肾损伤无治疗作用。

抗过敏药配合治疗过敏性紫癜时，使用多久之后可以停用呢？我们可以观察皮疹最后一次出现的时间，如果距离最后一次出现的时间超过2周，过敏性紫癜的总病程达2～4周，满足这两点，就可以停用抗过敏药了，患者基本上过了高敏时期，不容易出现过敏现象。

19. 有哪些西药可以治疗过敏性紫癜？

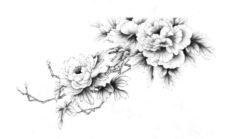

生物教师李教授：有哪些西药可以治疗过敏性紫癜这种病呢？市面上的药店能够买到吗？

英萍医生：西医治疗过敏性紫癜有以下几种药。

（1）马来酸氯苯那敏：别名扑尔敏，它是一种H_1受体阻滞药，有较强的抗组胺作用，具有用量小、不良反应少的优点，是治疗过敏性紫癜的常用药。儿童每公斤体重每天用量为0.35mg，分3或4次口服；成人每次2～4mg，分3或4次服。

伴有轻度的嗜睡、精神不振、乏力等不良反应，所以患者服药期间要避免行车、驾船及高空作业，以免发生危险。

哺乳期的女性及癫痫患者要禁用；幽门梗阻的患者和前列腺肥大的患者需慎用。其药品的缓释片和控释片不良反应是相对较小的。

（2）盐酸苯海拉明：是组胺受体的拮抗药，具有缓解支气管平滑肌和血管、胃肠的作用，且对中枢神经系统有较强的抑制作用。可以治疗湿疹、接触性皮炎、血管神经性水肿、荨麻疹等过敏性疾病，所以也是过敏性紫癜的常用药。

儿童每天按公斤体重来算，每天2～4mg，每日3

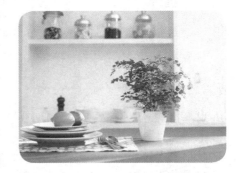

或 4 次饭后口服；成人可每次 25～50mg，每日 2 或 3 次口服。

伴有嗜睡、口干等不良反应，但是停药后可自行消失，偶尔可以看到皮疹、粒细胞减少，长期使用达 6 个月以上者易出现贫血。

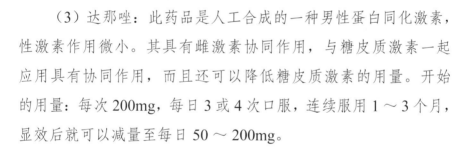

服药期间应避免行船、驾车、高空作业者；哺乳期的妇女和癫痫患者禁用；前列腺肥大和幽门梗阻者慎用。

（3）达那唑：此药品是人工合成的一种男性蛋白同化激素，性激素作用微小。其具有雌激素协同作用，与糖皮质激素一起应用具有协同作用，而且还可以降低糖皮质激素的用量。开始的用量：每次 200mg，每日 3 或 4 次口服，连续服用 1～3 个月，显效后就可以减量至每日 50～200mg。

20. 过敏性紫癜常用的免疫抑制药有哪些？服用免疫抑制药有不良反应吗？

生物教师李教授：我听说过敏性紫癜是免疫功能的问题，常用的免疫抑制药都有哪些呢？服用免疫抑制药有不良反应吗？什么时候需要服用免疫抑制药？

英萍医生：当过敏性紫癜并发肾炎者，应用肾上腺皮质激素效果不好时或者病情迁延日久不愈的，可以选择加用免疫抑制药，与肾上腺糖皮质激素联合应用。

常用的免疫抑制药有硫唑嘌呤、环磷酰胺、长春新碱。

（1）硫唑嘌呤是一种嘌呤拟似物，奉做经典的免疫抑制药。其抑制淋巴细胞的增殖。常规剂量150mg每天给药，或每公斤体重每天1～3mg口服，用药3个月后开始有疗效，多数患者需要一直治疗，用药时间约半年，与环磷酰胺相比较，其不良反应较小些。

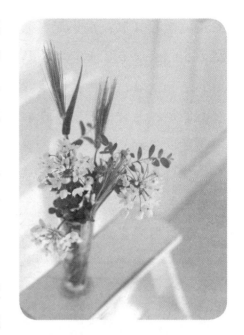

它的主要不良反应是骨髓抑制，如红细胞、血小板的减少、贫血；消化道的反应，如恶心、呕吐；肝酶的异常，胰腺炎；部分人出现过敏反应、皮疹；长期应用还会增加患肿瘤的概率；对精子、卵子也会有一定的毒性；所以开始治疗时的1～2周内要复查血常规，之后可以1～3个月查1次血常规；每1～3个月查1次肝功能。

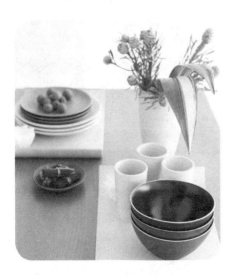

（2）环磷酰胺：它与DNA结合可导致细胞凋亡，与其他细胞内大分子结合可以杀伤淋巴细胞，从而抑制细胞免疫和体液免疫。既可以口服，也可以静脉给药，因为其有骨髓抑制、出血性膀胱炎、性腺抑制等不良反应，冲击治疗比口服疗效好，所以口服治疗方

式已减少。

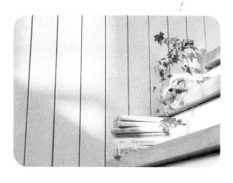

小剂量和冲击两种都是静脉给药，小剂量是通常0.2g隔日1次或0.4g每周1次给药。冲击治疗是$0.5 \sim 1.0 g/m^2$体表面积，每$3 \sim 4$周1次，连续应用$6 \sim 12$个月病情控制，可以改用剂量为每3个月1次的维持治疗。经验认为环磷酰胺累计4g时才能起效，如果累积$9 \sim 12g$还没有起效，就应该停止使用，冲击治疗时应该灵活掌握。

其不良反应有消化道的症状，恶心、呕吐；骨髓抑制表现，白细胞在$7 \sim 14d$会降至最低，第3周恢复，用药的剂量和治疗周期与其抑制程度相关，故用前应每周查血常规和尿常规，之后改为每个月1次；还会有致癌作用；肝损害、脱发、黄疸、感染、带状疱疹、致畸、不育等。

（3）长春新碱：常用的剂量为每周2mg静脉给药1次，疗程为$3 \sim 6$周。

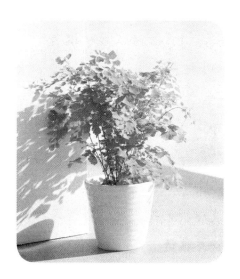

21. 如何治疗过敏性紫癜患者的并发症？

生物教师李教授：过敏性紫癜患者会出现哪些并发症呢？又该如何治疗呢？

英萍医生：过敏性紫癜患者比较多见肾病变，成人并发肾病变的比儿童要多，大多数都是急性肾小球肾炎，少数为肾炎、肾病综合征，或亚急性肾炎、个别为慢性肾衰竭。

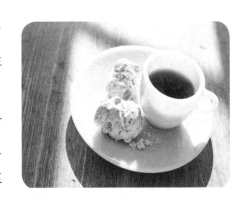

过敏性紫癜合并关节炎会出现关节肿胀疼痛的，多发生于大关节，而且多数会出现在皮肤紫癜之后，称为关节型。

过敏性紫癜的腹型主要有腹痛、呕吐、便血和腹泻表现，腹痛的特点为突然发作阵发性绞痛，腹痛部位多在脐周下腹部，也可以出现全腹部疼痛，检查时很少看到肌紧张和反跳痛，腹痛程度与紫癜不呈正相关，多先有皮肤紫癜后出现腹痛，也有相反的。

还有少数的人会出现神经系统的并发症，出现脑血管痉挛、蛛网膜下隙出血、脑出血、多发性神经炎、剧烈头痛、呕吐、烦躁、昏迷、抽搐等症状。

出现以上并发症，除了一般治疗以外，还要给予对症用药治疗。

腹痛者，可以皮下注射阿托品、山莨菪碱以解痉镇痛，或者0.1%的肾上腺素0.3～0.5mg皮下注射。

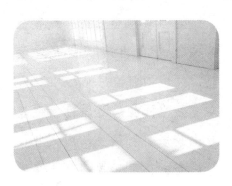

对于水肿、尿少合并脑病并发症的，可应用甘露醇、山梨醇、呋塞米等，急性肾功能不全的可以选择腹膜透析、血液透析治疗，急性肾衰竭的建议肾移植治疗。

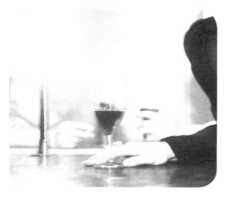

合并脑病并发症者可以应用大剂量的肾上腺皮质激素，甘露醇，山梨醇用以脱水利尿治疗。

合并中枢神经系统疾病者，给予普鲁卡因封闭治疗，可以抑制过敏反应，能恢复血管的功能，用之前需要皮试，皮试阴性的患者，给予150～300mg兑入5%葡萄糖注射液500ml静脉滴注，连续给药7～10d。

对于皮肤关节型的患者，肾上腺皮质激素治疗有效，可用地塞米松1.5mg，每日3或4次口服。较重者可用氢化可的松100～200mg或地塞米松10～20mg，每日静脉滴注，连续给药3～5d，待病情稳定后可以改为口服，慢慢地将激素的量减为口服，疗程一般在3～4个月，根据病情决定。此种治疗，是治疗过敏性紫癜的首选。

肾型或者合并肾炎者（单纯用肾上腺皮质激素治疗效果不好的），或者合并高血压的患者，可以选用免疫抑制药治疗，常用的有硫唑嘌呤、环磷酰胺等。给药期间，定期检查血常规、肝功能、血压情况。环磷酰胺对肾病综合征的效果很好。尿常规异常的患者可以选择肾上腺皮质激素同免疫抑制药联合治疗，醋酸泼尼松片每公斤体重每日1～2mg，硫唑嘌呤每公斤体重每日2～3mg，疗程2～3个月，甚至4～6个月。肾上腺皮质激素同免疫抑制药还可用于进行性肾功能损害的患者。

22. 腹型紫癜患者需要手术治疗吗?

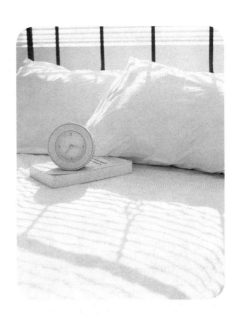

退休职工张阿姨:什么是腹型过敏性紫癜?需要手术治疗吗?

英萍医生:过敏性紫癜腹型患者的特点是腹痛较重,体征表现较轻,病情反复,应密切观察病情变化,必要时可行腹部平片、腹部超声或 CT,禁食禁水,补液,多数患者经过抗过敏等对症治疗,可以自行缓解。但是如果出现肠套叠、肠穿孔、肠坏死,甚至腹膜炎时,就要及时请外科会诊,必要时手术治疗。

通常有以下情况需要手术治疗。

(1)腹痛位置原本不固定,现转为固定,腹痛持续性发作,同时伴有腹膜刺激征,压痛、反跳痛、肌紧张。

(2)通过治疗,皮肤紫癜已逐渐消退,但是腹部症状却进行性加重者。

(3)患者首发症状就是腹痛,数天后才出现皮肤紫癜,治疗后腹部症状改善不明显。

(4)在应用肾上腺皮质激素治疗紫癜的过程中,腹部症状不仅没有缓解,反而有加重的趋势。

(5)辅助检查:通过腹部 B 超、CT 可以看到明显的肠套叠征象即双管征或者靶环征、同心圆征;腹部 X 线片可见肠梗阻征象即气液平面和腹部 B 超、CT 提示肠壁有广泛水肿增厚，肠腔大量的积液；腹部立位 X 线可见肠穿孔征象即气腹。

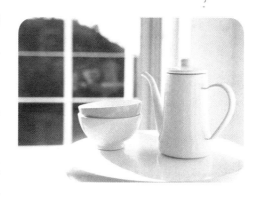

（6）以前曾经有过过敏性紫癜的病史，或已经诊断了过敏性紫癜的，但是腹部症状发展迅速和临床症状并不相符的。

23. 过敏性紫癜出现了肠套叠怎么办？

大学生小孙：听说过敏性紫癜会出现肠套叠，什么情况下会出现肠套叠？应如何治疗？

英萍医生：如果出现了肠套叠的急症必须请求会诊，腹型过敏性紫癜的患者在急性期时会出现肠套叠，此时最好的办法就是请放射科的大夫会诊，行空气灌肠复位。

空气灌肠复位是在 X 线的透视下，通过肛门插入双腔气囊尿管，气囊充气阻塞在肛门后，用结肠注气机慢慢注入空气，开始用小一点的气压注气，明确诊断以后，适当加大气压复位，视情况给予手法按摩和解痉药的应用。

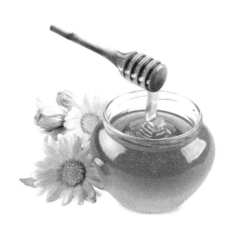

根据 X 线片的表现，可以判断复位是否成功。也可以通

过别的方式判断，如拔出气囊肛管之后，患者排出一些紫红色的黏液且夹带大量黄色的液体和大量的气体；患者很快入睡，不会再有阵发性哭闹；腹部扪诊触不到原有的包块；炭剂试验：口服

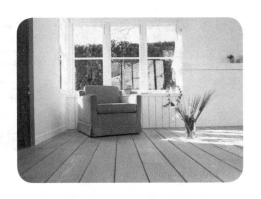

0.5～1g 活性炭，炭沫在 6～8h 后从肛门排出，或者在 6h 后灌肠液中找到黑色炭沫，表示肠套叠已整复。

空气灌肠的复位率还是比较高的，可达 90% 以上。复位的成功，关键在于及早发现肠套叠，因为肠套叠时间较长，超过 48h，就会引发肠壁缺血及坏死，既不容易复位，也容易引起肠穿孔。空气灌肠操作起来简单，压力好控制，安全、方便、无创伤，可以避免因为手术而发生的创伤和并发症，对患者的急性肠套叠的诊断和复位有较大作用，如果这种保守的治疗措施没有效果，就要采用外科手术治疗了。

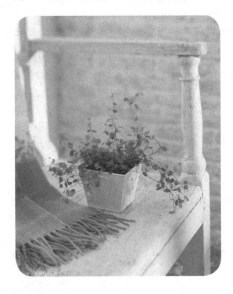

24. 过敏性紫癜在什么情况下需要手术？如何护理呢？

大学生小孙：什么状况下的过敏性紫癜患者需要手术？听说有很多禁忌，具体是什么情况呢？

英萍医生：需要手术的过

敏性紫癜患者，往往都是出现了严重的消化道症状，如肠梗阻、肠穿孔等。手术后的紫癜患者，治疗起来又会出现新的难题。

激素的使用就成了最大的矛盾问题，过敏性紫癜的患者有很重的消化道症状，是激素的适应证，但是手术又是激素的禁忌证，因为激素会延长手术口缝合处的愈合，严重者出现新的肛瘘，手术失败。

这件事情很复杂，临床医师也都感到很棘手，所以根据具体情况，具体应用，使用小剂量的激素，配合严格禁食、充分给予长时间的肠道外的营养，静脉滴注血液或营养液，因为患者处于高敏状态，所以说以输注这些富含蛋白质和多肽的液体，也有可能引起过敏反应，所以应用起来要格外的小心。

25. 如何治疗紫癜性肾炎?

生物教师李教授：如何进行紫癜性肾炎的治疗呢？可否用专业术语解释一下？

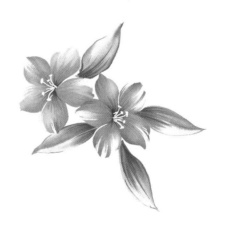

英萍医生：紫癜性肾炎有以下几种治疗方案。

（1）孤立性血尿或病理分型为Ⅰ级：口服双嘧达莫和（或）清热解毒中药。

（2）蛋白尿和血尿或病理分型为Ⅱa级：给予雷公藤总苷片每公斤体重每日1mg口服，每日最大剂量应少于45mg，疗程3个月，必要时可延长给药时间。

（3）尿蛋白＞1g/d（急性肾炎型）或病理分型为Ⅱb、Ⅲa级：

口服雷公藤总苷片，疗程 3～6 个月。

（4）肾病综合征型或病理分型为Ⅲ b、Ⅳ级：醋酸泼尼松联合雷公藤总苷片，或者醋酸泼尼松加环磷酰胺冲击治疗。注意醋酸泼尼松不可以大量的长期使用，宜在 4 周后选择隔日顿服。

（5）急进型肾炎或病理分级为Ⅳ、Ⅴ级：甲强龙短期冲击联合环磷酰胺、肝素、双嘧达莫同时治疗，必要时进行透析或者血浆置换。

临床上过敏性紫癜病分型是多种多样的，不能完全按照病理分型，还要根据患者的具体病情来制定治疗措施和方案，且需要随时调整用药用量。

26. 紫癜性肾炎需要紧急治疗吗？

退休职工张阿姨：都说紫癜性肾炎患者需要紧急治疗，为什么？

英萍医生：当情况比较危急和严重时需要紧急治疗。

在疾病急性期的时候，患者的肾是处于免疫损伤中的，紧急治疗会很快阻断免疫损伤，对疾病的恢复和预后都有所改善。

当出现较严重的肾损伤的时候，如出现大量的蛋白尿、肉眼血尿、肾功能减退等，需要紧急治疗，可以用甲泼尼龙、环磷酰胺等冲击治疗。否则病情会迁延难愈，尤其是蛋白尿的持续时间长的化疗，预后就会不理想。

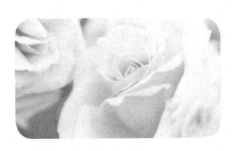

如果平时血尿不重，但若

存在感染时，如感冒、发热、腹泻时，镜下血尿就会加重，严重者出现肉眼血尿、蛋白尿等，也要需要我们紧急治疗。时间一长，还会出现肾功能减退，病情加重。

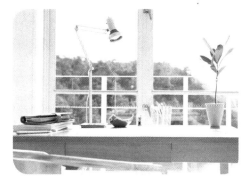

27. 如何提高过敏性紫癜患者的免疫力？

退休职工张阿姨：过敏性紫癜患者缺乏免疫力，如何提高免疫力呢？要吃些什么药呢？

英萍医生：对于长期服用激素药物的患者，免疫力较弱，容易被感染。

为了避免发生感染，就要彻底清楚感染灶，且同时增强免疫力。

应如何提高免疫力呢？我们可以通过主动提高和被动提高两种方法。

被动提高为使用丙种球蛋白、胸腺素、输血浆等被动提高免疫力。这种方法效果很快，但是这种外来的免疫力，持续的时间短，容易变成患者的"拐杖"，适合患者合并重症感染的时候，短期"给予帮助"。

主动提高免疫力的意思是，进行适当锻炼、按时疫苗接种、合理营养膳食等，除此之外，还可以通过一些药物，提高患者的免疫力，常用的有玉屏风颗粒、左旋咪唑、匹多莫德等。

建议在紫癜性肾炎恢复期，可以间断的口服一些药物来提高患者的免疫力，起到预防感染和防止肾炎复发的作用。

28. 过敏性紫癜是否可以彻底治愈？

大学生小孙：我还这么年轻，过敏性紫癜这个疾病得了以后是否可以完全彻底治愈呢？

英萍医生：如果患者的过敏性紫癜只有皮肤的表现，大多数是可以治愈的。因为过敏性紫癜患者的体质为过敏性，所以有的患者会反复出现皮疹表现，严重者 2～3 年就会复发，令患者十分头痛。反复复发过敏性紫癜的患者要注意，其体质的重要性，要注意避免诱发因素，重要的是要彻底的清楚感染灶、提高自身免疫力，可以预防感染。

对于肾型的过敏性紫癜患者是否可以治愈就要取决于肾的病理改变了，通过肾穿刺可以检查到肾的结构改变。少数的肾型过敏性紫癜患者，在急性期表现为急性型的肾炎或更严重的肾病综合征，是可以转为慢性的肾炎，还可以出现肾功能减退，这样的患者病程迁延难愈，应该赶紧治疗。

除了紫癜性肾炎发病时的严重程度可以影响预后，恢复期对患者照顾也很重要。患者会因为各种感染、劳累、过敏，加重血尿、蛋白尿的可能，或出现新的肾损伤，影响其预后。每个人的身体有很强的自愈能力，如果积极治疗，平时注意调养保护，多数的过敏性紫癜患者和紫癜性肾炎患者还是可以治愈的。

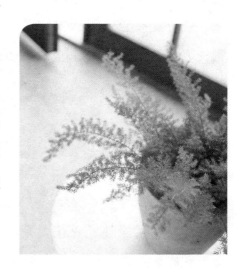

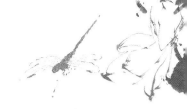

29. 过敏性紫癜有完全治愈的标准吗?

大学生小孙：过敏性紫癜完全治愈的标准是什么呢？我们能自己判定吗？

英萍医生：医学上有以下几种判定标准，也可以称为判定治愈程度的攻略。

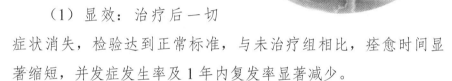

（1）显效：治疗后一切症状消失，检验达到正常标准，与未治疗组相比，痊愈时间显著缩短，并发症发生率及1年内复发率显著减少。

（2）有效：治疗后病情明显好转，但仍未恢复正常，与未治疗组相比治疗时间明显缩短，或痊愈后2个月内复发者。

（3）无效：治疗后病情好转的程度和所需时间与未治疗组相比无显著差别。

本病常可自愈，但少数可复发；紫癜在第2周、第4周消退者各占1/3，病程长者可达数年之久。

归纳来讲，过敏性紫癜的临床治愈标准为，症状消失、紫癜不再反复发作，各种化验指标正常，即血常规、尿常规、肝功能、肾功能都无异常；最主要表现为感冒发热也不会再出现紫癜症状，活动与正常人无异，运动量大也不会产生病情反复；不再忌口：食用海鲜、鸡蛋、羊肉身体不再出现紫癜症状。

过敏性紫癜是一个容易反复发作的疾病，在急性期往往皮疹反复发作。如果经过治疗，皮疹逐渐减少，消失后不反复，就是病情比较稳定的表现。但恢复情况往往因人而异，时间亦

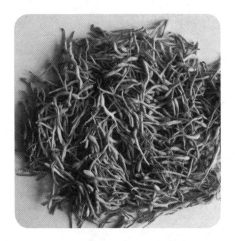

不同，有的患者消失后几年后会再有反复症状，所以需要患有过敏性紫癜的患者平日需要注意预防感染，减少过敏刺激，生活中忌食或少食辛辣、温燥、海鲜食品，远离人造、化工产品织物的不良刺激。

过敏性紫癜虽是较为缠绵的疾病，但也不要过度紧张，大多数患者免疫力上升后不再复发。待治疗结束后，要至少监测半年以上尿常规检查，本病引起的肾损害在无皮疹后仍可能存在。

本病容易反复发作，所以无彻底治愈一说，好比感冒，治愈后如遇抵抗力下降、外界气温环境变化，仍会复感。

过敏性紫癜多种症型中，紫癜性肾炎最为缠绵难愈。紫癜性肾炎的患者担心的较多，总是想着是否痊愈了，是否可以完全停药。所以这样的患者需要知道，紫癜肾炎的严重程度不同，痊愈的时间也是不一样的，如果患者是肾病综合征的，在治疗的3个月里尿蛋白转阴了，血尿也消失了，也不能说是痊愈，至少要用药1年以上，如果停止了治疗，尿蛋白很可能再次出现，所以说尿蛋白阴性持续的时间和当患者感染、运动后，是否还会出现血尿、蛋白尿或加重，是判断紫癜性肾炎是否痊愈的一个重要标准。

严重的紫癜性肾炎患者，虽已痊愈了，完全停药后，也还是要密切观察尿常规的变化。如果再次出现严重的感染、重大创伤、女患者在怀孕分娩时，更要及时做尿常规的检查。

30. 紫癜症状消退速度与哪些因素有关?

大学生小孙:请问紫癜症状消退的快慢都与哪些因素有关呢?

英萍医生:与以下几种因素有关。

(1)急性期的严重程度。

(2)内脏是否受累。其中腹型和肾型紫癜治疗速度较为缓慢。

(3)致病因素是否去除。本病预后大多良好,成年人紫癜症状相对消退缓慢,死亡率低于5%,主要死亡致病因为肾功能衰竭、中枢神经系统并发症、肠套叠和肠梗阻等。

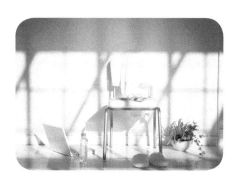

第二讲 中医治疗

1. 中医如何解释过敏性紫癜?

研究员李女士:我们全家人都比较信服中医,从小我生病,父母就带我喝汤药,所以我想请问,中医如何治疗过敏性紫癜?这又是一种什么证候呢?可否从专业角度为我分析一下?

英萍医生:过敏性紫癜属于中医血证的范畴,血证是指由于各种原因引起的血液不寻常道,或从口鼻等流出,或从前后二阴而出,或从皮肤而出的疾病,现在讲的过敏性紫癜的出血

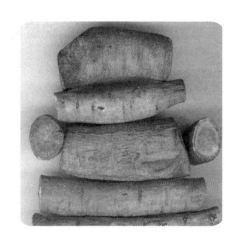

部位比较局限，中医古籍中还有记载"葡萄疫""肌衄""紫癜风"等病症，是与本病有相同之处的。《内经》中就曾有记载："猝然多食饮，则肠满，起居不节，用力过度则络脉伤。阳络伤则血外溢，血外溢则衄血；阴络伤则血内溢，血内溢则后血。"

这也从病因病机上说明了外感六淫、酒食不节、情志过极、劳倦过度，以及热病或久病之后等，均可引起血液不循经脉运行，溢于脉外而发病。

葡萄疫是疫证之一，出自《外科正宗》，属于斑毒类疾病。病因由于邪热入营，肌肉、腠理之分受其燔灼而外发于皮肤，斑色青紫像葡萄一样，故得名。多见于幼童及青少年。其发病年龄与过敏性紫癜相似。

肌衄指皮肤出血的意思。紫癜风，是皮肤逐渐生出紫色斑点的病证。《圣济总录》："紫癜风之状，皮肤生紫点，搔之皮起而不痒痛是也。"多由于风邪夹湿，客于腠理，荣卫壅滞，不得疏泄，郁于皮肤所致。

2. 过敏性紫癜的病机是什么？

研究员李女士：过敏性紫癜的病因病机是什么呢？

英萍医生：中医学认为过敏性紫癜的发生不外乎内外两种病因，外有风、湿、热之邪，内有虚和瘀之因。中医学认为风邪为百病之长，由于风性善行而数变，所以会有皮肤紫斑的出现，会有关节疼痛游走不定的改变。《景岳全书》曰："血本阴精，不宜动也，而动则为病……盖动者是由于火，火盛则迫血妄行。"阐述热邪对于

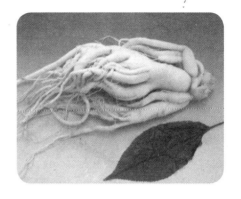

本病的影响。湿邪缠绵，故紫癜易反复发作，缠绵不愈。

风、湿、热之邪往往容易同时致病，而非单一某一种因素，素体本虚，抗邪能力变弱，自然容易发生本病，外邪可以致瘀，本虚也可以成瘀，故瘀可以是致病因素，也可以是病理产物，贯穿于疾病的始终。

火有虚实，气有盛衰。气火亢盛，血热妄行者属于实证；阴虚火旺，灼伤血络及气虚不能摄血液者属于虚证。在病理演变上，常发生实证向虚证转化。如开始为火盛气逆，迫血妄行，但在反复出血之后则会导致阴血亏虚，虚火内生；或因出血过多，血去气伤，以至于气虚阳衰，不能摄血，甚至有气随血脱，亡阳虚脱之虞。

因此，在一定情况下，阴虚火旺及气虚不摄，既是引起出

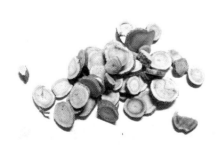

血的病理因素，又是出血所导致的结果。此外，出血之后，离经之血，留积体内，蓄结而为瘀血，瘀血又会妨碍新血的生长及气血食物正常运行，使出血反复难止。

3. 中医治疗过敏性紫癜要遵从什么原则呢?

研究员李女士：中医治疗过敏性紫癜要遵从什么样的原则呢？请具体解释一下。

英萍医生：过敏性紫癜起病的病因有虚实之分，可以累及其他脏腑，会出现呕吐、呕血、便血、尿血症状，早期紫斑的颜色鲜红，多为实证，属于血热妄行之证。当病情反反

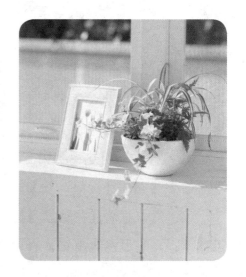

复复，时发时止，迁延难愈时，多属虚证，紫斑颜色不再鲜红，而是黯红且淡，为气虚，不能固摄血液正常在脉络行走而致，也可见于阴虚之人，阴虚生内热，虚热破血妄行而致。

原则上应标本同治，实证多起病急，急就应当以清热凉血为主。虚证主要是健脾益气止血。已经溢出脉外的离经之血，都是瘀血，所以无论虚证还是实证都应兼顾活血祛瘀。

4. 过敏性紫癜在中医方面的鉴别诊断有哪些?

研究员李女士：过敏性紫癜是一种出血症状，很多病症都可以引起出血，他们应该如何鉴别诊断呢？

英萍医生：首先我们要在血证范畴进行鉴别，血证中鼻衄是指血从鼻腔溢出，排除外伤、倒经的可能性。

齿衄是血自牙龈、齿缝间溢出，排除外伤。

咳血是血由肺或气道而来，经咳嗽而出，或纯红鲜血，间

夹泡沫，或痰中带血丝，或痰血相间，痰中带血，多有慢性咳嗽、喘证或肺痨等肺系疾病史。

　　吐血指从胃或者食管而来，呕吐而出，常夹有食物残渣等胃内容物，血多呈现紫红、紫暗色，也可呈现鲜红色；大便常色黑如漆或呈暗红色。吐血前多有恶心、呕吐、胃脘不适、头晕等先兆症状。多有胃痛、嗳气、吞酸、胁痛、黄疸、癥积等宿疾。

　　便血是可发生在便前便后或血便混下，色鲜红，暗红或紫暗，甚至色黑如柏油；多有胃痛、胁痛、积聚、泄泻、痢疾等宿疾。先血后便者，病位在肛门及大肠，为近血，先便后血者，病位在胃及小肠，为远血；由风热客于肠胃引起，症见便血，血清而鲜者，病属于实热，为肠风；湿热留滞肠中，伤于血分，症见便血，血浊而暗者，病属于湿热偏盛，为脏毒。

　　尿血指小便中混有血液或夹血丝、血块，但尿道不痛。

　　紫斑好发于四肢躯干部位，瘀斑或融合成片且压之不褪色，它与出疹和温病发斑也有很多相似之处，三者均为出现在皮肤的病变，但是紫斑一般触之不碍手，常常反复发作，出疹点则高于皮肤，压之褪色，触之碍手。

　　温病发斑则发病急骤，常伴高热烦躁，头痛如劈，昏狂谵语，有时抽搐，同时可见鼻衄、齿衄、便血、尿血、舌质红绛等，其传变迅速、病情险恶。

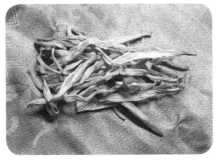

5. 为什么过敏性紫癜好发于儿童和青少年?

研究员李女士:我听说过敏性紫癜多发于儿童和青少年,这是为什么呢?从中医角度又当如何理解呢?

英萍医生:由于儿童和青少年的脏腑还发育的不成熟,就像古人所形容的脏腑娇嫩,腠理不密,外感风热之邪容易侵犯机体,不能及时疏泄,从

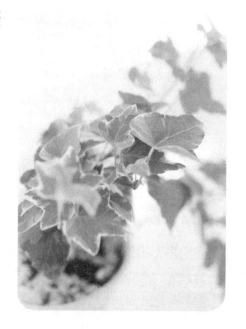

而郁于皮毛、肌肉之间,与气血相互搏结,伤及血络,逼迫血液外行,造成血液散溢于脉外,渗于皮下,从而形成了紫癜。

6. 紫癜一般分为哪几型呢,如何治疗?

研究员李女士:紫癜是如何引起的呢?又需要如何治疗呢?

英萍医生:从中医角度讲,紫癜证候分为以下几种。

(1)风热伤络

证候:起病较急,全身皮肤紫癜散发,尤以下肢及臀部居多,色泽鲜红,大小不一,或伴痒感,可有发热,腹痛、关节肿痛、尿血等,舌质红,苔薄黄,脉浮数。

治法:祛风清热,凉血通络。

方药:银翘散加减。

(2)血热妄行

证候：起病较急，皮肤出现瘀斑瘀点，色泽鲜红，或伴鼻衄、齿衄、便血、尿血、血色鲜红或紫红，同时见心烦、口渴、便秘，或伴腹痛，或发热，舌红，脉数有力。

治法：清热解毒，凉血化斑。

方药：犀角地黄汤加减。

（3）湿热痹阻

证候：皮肤紫斑多见于关节周围，尤以膝踝关节为主，关节肿胀灼痛，影响肢体活动，偶见腹痛、尿血，舌质红，苔黄腻，脉滑或弦数。

治法：清热利湿，通络止痛。

方药：四妙散加味。

（4）胃肠积热

证候：瘀斑遍布，下肢多见，腹痛阵作，口臭纳呆，腹胀便秘，或伴有齿龈出血，大便色黄或暗褐，舌红，苔黄，脉滑数。

治法：泻火解毒，清胃化斑。

方药：葛根黄芩黄连汤合小承气汤加味。

（5）肝肾阴虚

证候：起病缓慢，时发时隐，或紫癜已退，仍有腰背酸软，五心烦热，潮热盗汗，头晕耳鸣，持续镜下血尿，或见管型、蛋白尿，舌质红少苔，脉细数。

治法：滋肝补肾，活血化瘀。

方药：茜根散加减。

（6）气虚血瘀

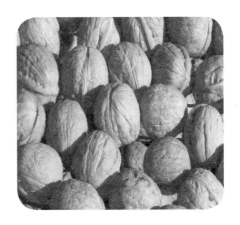

证候：病情反复发作，斑疹紫暗，腹痛绵绵，神疲倦怠，面色萎黄，纳少，舌淡边尖有瘀点瘀斑，舌苔薄白，脉细弱。

治法：益气活血，化瘀消斑。

方药：黄芪桂枝五物汤加减。

7. 补药适用于过敏性紫癜的治疗吗？

研究员李女士：都说过敏性紫癜是免疫力缺乏的表现，得了过敏性紫癜可以服用滋补的药物吗？

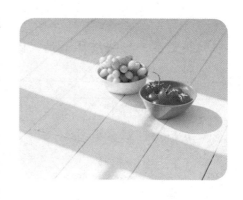

英萍医生：近几年，过敏性紫癜的患者越来越多，临床辨证也多种多样，但往往实证居多，虚证较少，实证可以占到十之六七或更多，虚证一般占到十之二三，所以患者千万不要认为得了过敏性紫癜就是体质差，过分给予补药，结果可能适得其反。

临床上我曾经碰到多例这样的患者，只要用补药，患者的紫斑就反复、血尿加重。这也正是我们临床辨证分型，抓其病因病机的意义所在。要以人为本、针对个体特异性，一把钥匙开一把锁。谨守病机，医随证变，不可一概而论。

8. 中医紫癜的各种证型，适用于什么样的治疗方法？

研究员李女士：中医的紫癜有这么多种分型，那么它们的治疗方法都是什么呢？应如何区分实证和虚证呢？

英萍医生：紫癜辨证施治，应首先分清标本虚实，初起热毒较盛，治应清热解毒凉血；久则耗伤阴津，虚热内生，故恢复期常用滋阴清热、益气健脾等方法以进一步清除余邪，调节气血；若合并瘀血之证，则佐以活血化瘀。

就各证型来说，它们的治法如下。

风热伤络证：使用祛风清热，凉血通络的治法。

血热妄行证：使用清热解毒，凉血化斑的治法。

湿热瘀阻证：使用清热利湿，通络止痛的治法。

胃肠积热证：使用泻火解毒，清胃化痰的治法。

肝肾阴虚证：使用滋补肝肾，活血化瘀的治法。

气虚血瘀证：使用益气活血，化瘀消斑的治法。

9. 从中医角度讲，紫癜能治愈吗？瘀斑瘀点能消退吗？

研究员李女士：从中医角度上讲，紫癜这个病能够彻底治愈吗？皮肤上的瘀斑瘀点，能够自然消退吗？

英萍医生：紫斑其实是一种臭名昭彰的疾病，之前我们也提到过它会反反复复发作的，而且患者一旦确诊为紫斑，皮肤或多或少都会有青紫瘀点出现，甚则出现青紫斑块，融合成片，而且严重一点的患者甚至会发热的，有的患者也会有口干舌燥、口渴的症状，舌

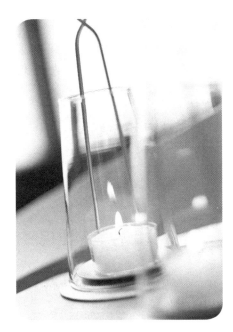

红有瘀斑。

所以瘀斑瘀点会不会下去与两个因素有关。一是引起血证的原因，一般来说，外感易治，内伤难治，新病易治，久病难治；二是与出血量的多少有关，出血量少者病情轻易治，出血量多者病情重难治。

10. 如何治疗过敏性紫癜引起的关节肿痛？

研究员李女士：听说过敏性紫癜会引起关节肿痛，如果出现关节肿痛，应该如何治疗？

英萍医生：首先要通过化验来了解关节肿痛是否为关节炎引起，关节炎和过敏性紫癜的关节型都会引起关节肿痛。关节症状是过敏性紫癜最常见的临床表现之一，大约有1/3的患者会有关节肿痛，这主要是因为关节中的小血管炎症导致关节腔积液。

容易受累的关节有膝关节、肘关节、踝关节与腕关节等，可呈游走状态与反复发作，轻者只是轻微的红肿，重者可以影响正常活动，更需注意的是这类关节疼痛使用阿司匹林、布洛芬这类解毒镇痛药并不能很好的缓解疼痛。

所以，遇到这种情况只需进行过敏性紫癜的常规治疗，多加休息，并进行针灸、耳穴压贴等中医辅助治疗，数日后自愈，不遗留关节畸形。

11. 过敏性紫癜出现腹部疼痛怎么办？

研究员李女士：得了过敏性紫癜以后，会经常出现腹痛症状，这种情况怎么办？

英萍医生：腹部疼痛属于过敏性紫癜的消化道症状，这是过敏性紫癜的另一临床典型症状，据国外报道，有 80% 的患者在疾病过程中会出现消化道症状。而国内报道显示，

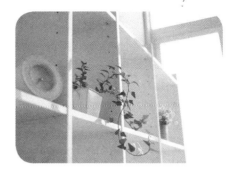

60% 以腹部阵发性为主要表现，腹痛特点是部位多变而不固定，多在脐区和腹下区，自觉症状明显，多为绞痛，剧烈难忍，但腹部体征轻微，压痛点多不固定，仅有轻度压痛，多无明显的腹肌紧张感和反跳痛，症状体征分离是腹型过敏性紫癜的重要特点，也就是说有时候你自己感觉疼痛很厉害，但是大夫一查并没有明显异常的症状。

除此之外，腹痛也易反复发作，且餐后疼痛加重，进食量稍有不当均可使疼痛加重，并伴有纳呆、恶心呕吐、腹泻、便血等症状，因此平时注意饮食尤为重要。可以吃半流质食物，而且不要吃辛辣刺激的食物。除此之外，也可配合针灸等辅助疗法。

在治疗腹痛方面西药的效果是很好的，皮质类固醇激素对于治疗过敏性紫癜腹痛效果明显，建议患者可以采用服用泼尼松的方法去治疗，并且建议过敏性紫癜腹痛的患者剂量每天为 1～2mg/kg 体重，患者成人剂量每日不超过 60mg。具体情况具体分析，一定遵医嘱服药。

12. 中医治疗可以避免肾损伤吗？

研究员李女士：都说西医治疗很伤肾，中医治疗是否可以

避免肾损伤？

英萍医生：我们可以肯定地说中医治疗可以缓解紫癜在发生发展过程中的症状和体征，但不能确切地说完全避免肾损伤。

13. 中医如何治疗紫癜肾？

研究员李女士：中医是如何治疗紫癜肾这个病的呢？可否按照中医不同证型具体解释？

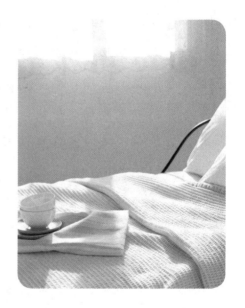

英萍医生：过敏性紫癜肾炎的中医治疗应辨证论治，根据病情发展的不同时期，使用不同的治疗方案。

早期，病在卫分、营分应以祛风宣透为主，兼以清营凉血，使邪从表散。

中期，应以凉血解毒或凉血化斑为主，佐以清气透表。

后期，当重在养阴清热，佐以凉血化瘀，若病情日久反复不愈，损及脾气，气不摄血者又当益气摄血为主，佐以养血活血，气虚日久，累及阳虚，水湿停滞者，治以温补脾肾，化气行水。

少数患者病久水湿潴留，浊邪上犯，脾肾阳衰，治当温阳散寒，通腑涤浊。

临床上有 7 种中医治疗方法。

（1）风邪袭表，邪热内蕴：症见突然起病，两上下肢甚则少腹、臀部出现红色斑点，自觉经常瘙痒，继之斑点转为紫色，兼有腹痛或关节疼痛，尿赤，舌质淡红或略红，苔白或薄黄，脉浮滑有力。

治宜散风祛邪，清营凉血。

方选连翘饮合清营汤加减：浮萍、柴胡、蝉蜕、水牛角、金银花、竹叶心、鲜茅根、连翘、紫草、牡丹皮、生地黄、小蓟。若瘙痒重，加防风、黄芩。腹痛重，加白芍、甘草。尿血重，加地榆。

（2）里热炽盛，血热妄行：症见紫癜反复不愈，以上下肢远端、少腹部及臀部为著，分布较密，此起彼伏，退后骤起，尿涩赤，或暗红，舌红或略暗，脉滑数。

治宜清热解毒、凉血化斑，佐以利尿。

方选清营汤合犀角地黄汤加减：水牛角，生地黄、牡丹皮、赤芍、连翘、丹参、鲜茅根、败酱草、小蓟、车前子、地榆。若皮肤瘙痒，加白鲜皮、黄芩、防风。血尿重，加蒲黄炭、小蓟、三七粉。

（3）热灼津液，瘀血内阻：症见皮肤紫斑，成批出现，色紫暗，此起彼伏，以上下肢伸侧、足背为稠密，白睛有紫红色血络，胞睑灰暗，腹痛夜重，口干，但欲漱水不欲咽，便血、尿血。舌质暗红，舌下青筋紫暗，舌苔薄黄，脉涩或弦数。

治宜滋阴凉血、活血化瘀，佐以解毒。

方选犀角地黄汤合桃红四物汤加减：水牛角、生地黄、牡丹皮、赤芍、桃仁、红花、阿胶、玄参、当归、川芎、蒲公英、连翘、小蓟，茅根。热重，加石膏、知母。有荨麻疹，加防风、黄芩。阴虚重，加龟板、鳖甲。

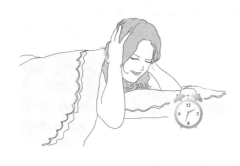

（4）肾阴亏虚，阴虚火旺：症见皮肤紫斑，色红或紫红，以下肢、少腹为主，纳谷不香，伴头昏，腰膝酸软，五心烦热，或潮热，盗汗，舌红少苔，脉细数。

治宜滋阴补肾，清热凉血。

方选知柏地黄丸合茜根散加减：知母、黄柏、生地黄、山萸肉、牡丹皮、茜草根、侧柏叶、黄芩、阿胶、甘草。阴虚甚者，加龟板、鳖甲、旱莲草、女贞子。血热甚者，加紫草、赤芍。尿血重者，加地榆、茅根、仙鹤草。

（5）脾气亏虚，气不摄血：症见四肢皮肤散在紫斑，斑色暗淡，时起时消，劳则加重，心悸气短，尿赤尿血，头晕、倦怠乏力，纳呆，面色萎黄，舌质淡，苔白，脉弱。

治宜健脾养血，益气摄血。

方选归脾汤合黄芪建中汤：人参、白术、黄芪、当归、酸枣仁、远志、炙甘草、桂枝、白芍、地榆、大枣。若尿血重，加仙鹤草、槐花。气虚重，重用人参、黄芪。

（6）阳虚失运，水湿停滞：症见紫癜消退，面色苍白，神倦乏力周身浮肿，腰膝酸软，畏寒肢冷，纳呆，尿少便溏，舌质淡，苔薄白脉沉缓无力。

治宜温阳健脾，化气行水。

方选真武汤合补中益气汤加减：制附子、党参、黄芪、白术、云苓、山药、大腹皮、陈皮、当归，干姜。尿蛋白较多，加菟丝子、山萸肉、桑螵蛸、金樱子。血清蛋白低加紫河车、鹿角胶。

（7）脾肾阳衰，浊邪上逆：症见紫斑已退，但面色晦滞，精神萎靡，嗜睡，气短懒言，脘腹胀闷，纳呆食少，畏寒肢冷，腰膝酸痛，恶心呕吐，皮肤干燥瘙痒，浮肿，泄泻或大便不爽，尿少或尿闭，舌质淡胖，苔白，脉沉细弱。

治宜温阳散寒，通腑泄浊。

方选真武汤合大黄附子细辛汤加减：制附子、干姜、白芍、白术、黄芪、大黄、茯苓、杜仲、牛膝、半夏。若大便次数多，大黄应改制用。浮肿甚，加桂枝、猪苓。纳呆食少，加鸡内金、砂仁。

14. 口服中药汤剂会不会造成肾损伤？

研究员李女士：中医治疗过敏性紫癜的主要方法是口服汤药，那么口服汤药是否会引发肾损伤呢？

英萍教授：大部分药物要经过肾排泄出去，理论上讲会有药物性肾损害的可能（但发生率极低）。在临床用药治疗时，还未发现严重造成肾损伤的情况。

15. 中医应如何治疗过敏性紫癜的并发症？

研究员李女士：过敏性紫癜会引起哪些并发症呢？中医又将如何治疗呢？

英萍医生：紫癜还会引起

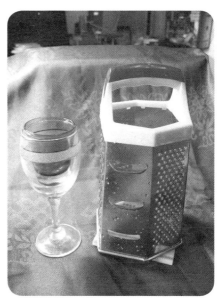

头痛、肺炎、胰腺炎、心肌炎、消化道出血、偶见哮喘等，但临床发病率较低。中医对于这些并发症主要是辨证治疗，根据患者的症状对症治疗，减轻患者并发症的痛苦，可以参考上述不同阶段合理用药。

16. 常用于治疗儿童过敏性紫癜的中药有哪些？

研究员李女士：儿童得了过敏性紫癜以后，需要服用哪些中药，来进行治疗？

英萍医生：常用中药有很多，主要还是要根据辨证分型来辨证用药，我们可以从小儿的发病原因进行分析。

过敏性紫癜，多因小儿先天肾气未充，正气不足所致。邪之所凑，其气必虚。故当辨证求本，不可见血止血。

禀赋强者，从阳化热，表现为肝不藏血，风热伤络，血热妄行。症见面赤气粗，口苦目眩，尿赤便干，急躁易怒，紫癜成团、成片，色红或紫黑，脉多滑数。借鉴温病发斑之理，以桃红四物汤加牡丹皮、紫草、大蓟、青黛、三七。腹痛者加白芍甘草汤、地榆、白蔹。另外水牛角对紫癜的疗效甚好，临床应用较多。

禀赋弱者，从阴化寒，表现为脾不统血。证见面黄肌瘦，食少便溏，气怯汗多，精神委顿，紫癜色淡或鲜红如妆，脉多细弱。

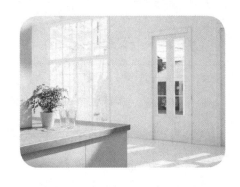

治当补气，温脾摄血。补中益气汤重用黄芪 30～60g，加姜炭、三七各 3g 等。

上述二型，可互为演变。肝不藏血者，过用苦寒，损伤脾胃之阳，可虚化为脾不统血。

17. 喝中药时有哪些忌口？应如何注意？

研究员李女士：据我了解，为了稳定药性，喝中药时有很多忌口，可以具体解释一下，中药忌口有哪些吗？

英萍医生：中药忌口有一个总原则：服用温热或寒凉的中药时就尽量食用中性平和的食物，因为中药与食物的性味相反，就会使药力抵消减弱，达不到应有的疗效。在一些情况下，药与食

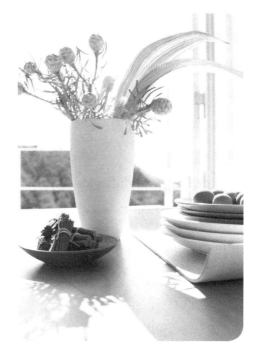

物的性味相同，也会使药对人体的力度增加，超过人体能承受的范围，而适得其反。

服用中药时有以下忌口。

（1）服用清内热的中药时，不宜食用葱、蒜、胡椒、羊肉、狗肉等热性食物；治疗"寒证"服用中药时，应禁食生冷食物；服发汗药忌食醋和生冷食物；服补药忌食茶叶、萝卜等食物。

（2）口服汤剂需在饭后 30 ～ 60min 服用为宜，可以避免中药部分药物对胃黏膜的刺激。

（3）喝中药前后 1h 左右最好不要喝茶、咖啡、牛奶或豆浆，以免中药成分与茶的鞣质、咖啡因及蛋白质等发生化学反应，影响疗效，但可以喝水。

喝中药时不宜吃萝卜（服理气化痰药除外），因萝卜有消食、破气等功效，特别是服用人参等滋补类中药时，吃萝卜会降低补药的效果使其失去补益的作用而达不到治疗目的。

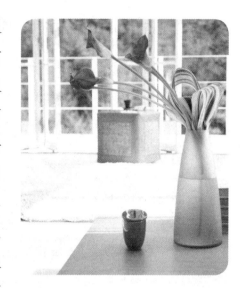

患有消化道疾病，如肝炎、慢性胃肠炎患者服用健脾、温胃和胃药时，禁服大蒜，大蒜中含有蒜素能刺激胃肠黏膜，使黏膜充血，所服的中药就不能有效的发挥其治疗作用。

（4）服中药时不能吃辣椒，特别是热性病症，服清热凉血或滋阴降火药时更不宜吃辣椒，辣椒能使药效降低，使治疗无效或疗效减弱。

（5）服中药煎剂及丸药时，宜忌生、冷、油腻。因为生、冷类食物刺激胃肠，影响胃肠对药物的吸收，油腻食物不易消化和吸收，而且油腻食物与药物混合更能阻碍胃肠对药物有效成分的吸收，从而降低疗效。

此外，患有疔疮、皮肤病者忌食咸水鱼、虾、蟹，以及羊肉、牛肉等食物；水肿病忌食食盐；肝炎患者忌食辛、辣、油腻；服荆芥时忌服鱼、虾、蟹；服天冬时忌服鲤鱼；服白术时忌服大蒜等。

18. 中药的服药方法有哪些？

退休职工张阿姨：中药要怎么吃？能不能具体说明一下？

英萍医生：服用方法包括温服和热服，不能凉服。

（1）温服：一般药物均宜温服，药煎好后放一会儿，待其不冷不热时服，如平和补益药物。

（2）热服：凡伤风感冒的药，宜趁热服下，以达到发汗目的；祛寒通血脉的药也如此，以利于祛寒活血。

19. 中药适宜在什么时间服用？

退休职工张阿姨：西药的药片方便服用，说明简单，听说中药有很多的服药方法，具体都是什么呢？我应该注意哪些呢？

英萍医生：根据治疗作用的不同，用药时间和服药方法也不同。

（1）饭前服：一般在饭前 30～60min 服药。

病位在下，应在饭前服药，以使药性容易下达，如肝肾虚损或腰以下的疾病。治疗肠道疾病，也宜在饭前服药，因为在胃空状态下，药液能直接与消化道黏膜接触，较快地通过胃入肠，从而较多地被吸收而发挥作用，不致受胃内食物稀释而影响药效。

（2）饭后服：一般在饭后 15～30min 服药。

病位在上，应在饭后服药。如治疗心肺胸膈、胃脘以上的病症，在饭后服用，可使药性

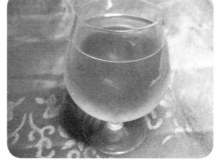

上行。

（3）空腹服：具有滋补作用的汤药，宜早晨空腹服用，以利于充分吸收。

用于驱虫或治疗四肢血脉病的药物也宜空腹服，这样可

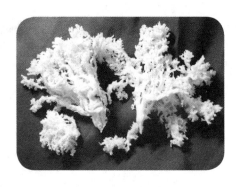

使药物迅速入肠，并保持较高浓度而迅速发挥药效。具有泻下作用的汤药也亦如此，以增强药效。

（4）睡前服：一般在睡前 15～30min 服用。

适宜补心脾、安心神、镇静安眠的药物，以及有积滞、胸膈等病患者也宜睡前服用。

20. 单纯用中药治疗过敏性紫癜可以吗？

退休职工张阿姨：都说中药治疗不伤肾，不伤脾胃，可不可以只用中药治疗过敏性紫癜，治疗效果如何？

英萍医生：不能只是单纯使用中药治疗，我们最好采用中西医结合的治疗方法，在过敏性紫癜的初期急性期一定要应用激素治疗来控制病情缓解症状，并能有效的防治肾炎的发生。待病情稳定后，服用中药进行辨证施治，治其根本，改善症状，缓解痛苦，遵从医生康复护理与日常生活习惯的指导。

21. 治疗紫癜的中成药有哪些？

退休职工张阿姨：哪些中成药可以治疗紫癜呢？

英萍医生：应该具体证型具体分析，要根据病情来进行用药，遵医嘱用药最为稳妥。以下几种中成药也有很好疗效。

（1）银黄口服液：每次 10～20ml，每日 3 次。主治热伤血络证兼咽红肿痛热盛者。

（2）银翘解毒丸：每次 1 丸，每日 2 次。亦主治热伤血络证兼咽红肿痛热盛者。

（3）防风通圣丸：每次 6g，每日 2 或 3 次。适用于热伤血络证伴发热恶寒、皮肤瘙痒、关节肿痛及大便燥结者。

（4）八珍益母丸：每次 1 丸，每日 2 次。适用于气虚血亏证。

为保证治疗效果，务必至医院，检验后遵医嘱用药。

22. 中医和西医相比，治疗紫癜的优势有哪些？

研究员李女士：中医和西医相比，治疗紫癜的优势有哪些呢？可否从专业角度进行解释？

英萍医生：控制疾病的关键在于防危险因素、防发病、防严重疾病事件、防疾病事件严重后果、防疾病事件后复发，因此早诊早治至关重要，中医学对疾病防治有着系统的理论知识，积累了丰富的经验。

（1）辨证论治的个体化诊疗模式：中医学根据人体的健康状况和生命信息把握疾病动态变化，运用望、闻、问、切四种诊法，收集人体外在信息，通过综合、分析、判断人体的整体状态（证候），确定相应的治疗原则和方法。这种诊疗模式，一方面真正实现了

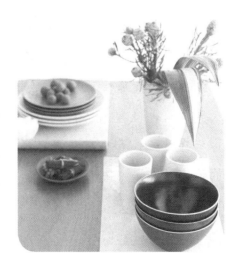

个体化诊疗，另一方面可以早期干预，防止疾病演变，从而达到阴阳平衡、脏腑协调的以人为本的医疗保健目标。

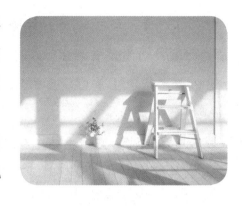

（2）整体观念与整体调节的防治手段：中医的整体观念有三方面含义。

一是人体内部是一个有机的整体。中医认为人体以五脏为中心，通过经络沟通，气血灌注，将六腑、官窍、四肢百骸、筋、脉、肉、皮毛、骨连接成一个有机的整体。

二是人与自然界是一个有机整体。自然界的变化（如季节气候、昼夜晨昏、地区方域等）可以直接或间接地影响人体，人体则相应适应自然界的变化而发生变化。

三是人与社会环境的统一。社会环境主要包括社会政治、经济、文化行为，群体精神状态和生活方式等方面。人是社会的组成部分，社会环境因素的变动，特别是社会的安定与动乱、进步与落后，个人在社会中的地位及变化，富贵与贫困，都直接或间接地影响着人体的健康状况、甚至导致疾病发生。

中医对人体的认识，在整体观念指导下，全面动态地把握人体的生理病理信息，注重人体阴阳平衡，脏腑协调，形神统一，天人相应，注重人体内部整体恒动及与自然、社会和环境的和谐生存状态，形成整体调节的治疗理论与实践。这种整体调节的治疗方式，如扶正祛邪，标本兼治，益气活血，滋补肝肾等，对治疗病因复杂，多脏腑罹患的慢性病，特别是在现代医学缺乏有效诊治模式的慢性病危险状态的治疗中具有明显优势。

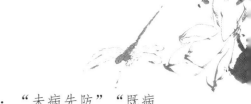

（3）治未病理念指导下的早期干预："未病先防""既病防变""愈后防复"三方面，强调重视保养身体，顾护正气，提高机体的抗病能力，以达到未生病前预防疾病的发生，患病后防止病情的进一步发展，疾病痊愈后防止复发的目的。治未病倡导早期干预，截断病势，在养生、保健、治疗与康复等方面采用早期干预的理念与方法，可以有效地实现维护健康、防病治病的目的。

（4）中医疗法综合干预效果肯定：针对疾病病程长、多脏器损害的特点，中医药具有简、便、验、廉、安特点，能够更好地发挥整体观念、辨证施治的优势，更适合脏腑功能减弱，正气不足的中老年人群。

治疗是在整体观念和辨证论治理论指导下，系统地认识人体，针对不同机体的疾病，建立个体化的诊疗方案，使机体逐步恢复阴阳平衡的健康状态；在治未病理论指导下，针对机体危险状态"未病先防"，减少疾病发病率；完善疾病防治早期干预措施，提高患者生存质量，从而降低死亡率。

中医治疗疾病理论与实践具有一定的优势，疗效可靠，毒性反应小，费用相对低廉，特别是注重人体功能的整体调节，激发人体的抗病能力和康复能力，有利于对病因复杂的疾病综合治疗与康复。大力推广应用中医防治慢性病适宜技术和方法，对控制疾病具有重要意义。

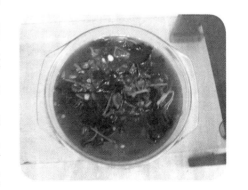

23. 可以使用偏方来进行治疗吗？

退休职工张阿姨：报纸和电视上常有一些偏方，我看到有些能够治疗过敏性紫癜，而且很多都说能够治愈，不知是否可靠？

英萍医生：经常有患者或患者家属问我，我在报纸、电视、电脑上看到了一些偏方，能不能用。我说能用，但疗效如何有待考察商榷，因为大家都知道，中医的精髓就是辨证论治，只有看了患者的情况，辨证分型，才能够根据病情下处方，而偏方大多不公布药物配方，我们无法判断药物疗效，对于有药物配方的偏方，可以根据病情找医生商酌，合理用药。看书读报可以了解自己的疾病状态，便于与医生沟通，未病先防，但治疗还应至医院确诊后用药方为稳妥。

24. 中药的复发率高吗？

退休职工张阿姨：一开始吃的药，作用都很好，效果很显著，之后会感觉到效果缓慢，治好后是否会复发？

英萍医生：通常情况下，为尽量避免疾病的复发应在治愈后再继续巩固治疗一疗程，同时要做好疾病的预防和预后，经过确切诊断痊愈后方可停药，并注意饮食起居调节。

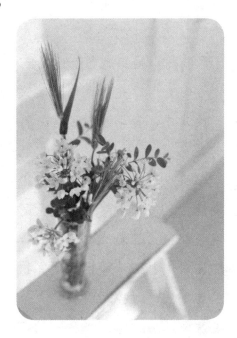

初起服药，由于药物的初次吸收，对病情有很好的压制治疗作用，但很多慢性疾病都有长期的病史，要达到治本，徐徐图之，解除病根方为良策。复发率要根据不同病症病辨证论治来进行判定。

25. 不同证型的过敏性紫癜应如何调节护理呢？

研究员李女士：过敏性紫癜有那么多的分型，日常生活中我们要如何根据不同分型来进行护理呢？

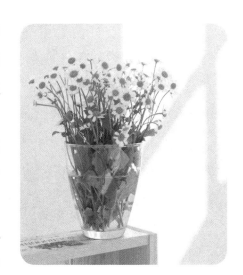

英萍医生：我给你一个系统全面的护理措施，你回去可以按照这个进行护理。

首先，我们还应先了解各证型的典型症状，便于了解护理措施和方向。

（1）风热伤络证：起病较急，全身皮肤紫癜散发，尤以下肢及臀部居多，色泽鲜红，大小不一，或伴痒感，可有发热，腹痛、关节肿痛、尿血等，舌质红，苔薄黄，脉浮数。

（2）血热妄行证：病情较急，出血严重，皮肤出现瘀斑瘀点，色泽鲜红，或伴鼻衄、齿衄、便血、尿血、血色鲜红或紫红，口干咽痛，或伴腹痛，或发热，舌红，脉数有力。

（3）湿热痹阻证：皮肤紫癜多见于关节周围，尤以膝踝关节为主，关节肿胀灼痛，影响肢体活动，偶见腹痛、尿血，舌质红，苔黄腻，脉滑或弦数。

（4）胃肠积热证：瘀斑遍布，下肢多见，腹痛阵作，口臭纳呆，腹胀便秘，或伴有齿龈出血，大便色黄或暗褐，舌红，苔黄，脉滑数。

（5）肝肾阴虚证：紫癜色红，时发时隐。或紫癜消失后，仍感腰膝酸软，五心烦热，潮热盗汗，头晕，口燥咽干。

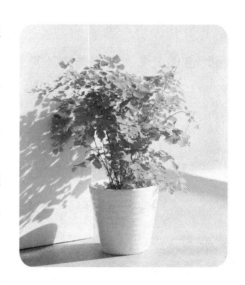

（6）气虚血瘀证：病情反复发作，斑疹紫暗，腹痛绵绵，神疲倦怠，面色萎黄，纳少，舌淡边尖有瘀点瘀斑，舌苔薄白，脉细弱。

其次，常见症状和证候的施护及注意事项分为以下几点。

（1）皮肤紫癜

①观察皮肤色泽和紫癜分布情况，以了解疾病发展情况。

②加强皮肤护理，定期修剪指甲，避免抓伤引起感染。

③患者衣被宜柔软、棉质为宜。

④皮肤瘙痒时可用中药涂擦皮肤。

⑤遵医嘱耳穴贴压，取风溪、肺、肾上腺、内分泌等穴。

⑥遵医嘱中药熏洗。

（2）关节肿痛

①急性期患者卧床休息，抬高患肢，尽量减少活动。

②疼痛关节不宜热敷。

③幼儿患者加床档，做好安全防护工作。

④遵医嘱耳穴贴压，取肘、膝、肾上腺等穴。

（3）腹痛

①注意观察腹痛的性质、持续时间及有无呕吐等伴随症状；观察大便色、质、量。

②遵医嘱穴位按摩，取三阴交、内关、足三里等穴。

③遵医嘱耳穴贴压，取胃、腹、肾上腺等穴。

（4）咽痛

①注意观察咽部黏膜变化情况。

②遵医嘱中药雾化。

③遵医嘱耳穴贴压，取咽喉、扁桃体、肺、肾上腺等穴。

④遵医嘱中药含漱、频饮。指导患者仰头含漱，含漱液含口中 1～2min 后吐出，含漱后不要立刻漱口、进食，半小时后才可漱口、进食。

（5）发热

①观察体温、有无汗出、恶风寒、头身痛等。

②遵医嘱物理降温。

③遵医嘱耳穴贴压，取咽耳尖、肺、神门、咽喉、扁桃体等穴。

第三讲　中医特色疗法

1. 针灸作为辅助治疗过敏性紫癜效果怎么样？都针刺哪些穴位？

研究员李女士：通常中医都会辅助针灸治疗，针灸治疗的效果如何？一般都用什么穴位？

109

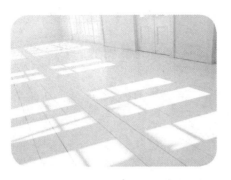

英萍医生：我可以跟你分享几个我在临床实际治愈的病例，让你看看针灸的效果怎样，也增强你治愈的信心：

病例一 张某，女，28岁，反复发作过敏性紫癜3年，经期多发，伴有腹痛，激素依赖。检查见：全身紫癜，色淡红不融合，面色苍白，手足不温，舌淡苔白有瘀点，脉细涩。症属脾虚失统，冲任虚寒。

针灸取穴：中脘、下脘、气海、关元、气旁、气穴、合谷、血海、足三里、地机、三阴交，关元重灸，留针45min，每日1次，6次1个疗程。治疗6次治疗紫癜消退，激素停用。数月后因经期受寒再发，症状轻微，继续6次痊愈，至今未发。

病例二 于某，女，45岁，慢性过敏性紫癜2年，紫癜时轻时重，激素依赖。平时情绪抑郁，食少多梦，月经不调。检查见：周身散在红色皮疹，舌尖红苔白腻，脉细滑。证属心脾两虚，血脉失养。

针灸取穴：百会、巨阙、中脘、下脘、天枢、气海、关元、内关、合谷、足三里、三阴交、太冲，关元重灸，留针45min，每日1次。治疗12次，紫癜消退，食纳佳，睡眠安，精神好转，激素停用。

病例三 钱某，女，8岁，过敏性紫癜3月，住院2周，经西药激素、抗炎及中药综合治疗无显效，无关节痛及腹痛，尿检正常。检查见：全身满布紫癜紫斑，成片融合，以下肢为甚，舌暗红苔白，脉细数。症属脾肾两虚，痰热互结。

针灸取穴：中脘、下脘、天枢、大横、气海、关元、气旁、曲池、支沟、合谷、足三里、阳陵泉、外丘、悬钟、阴陵泉、蠡沟、三阴交，关元三阴交微灸（时值冬季应避免着凉），留针 30min，隔日 1 次，治疗 3 次治疗紫癜消退，激素减量出院。半月后因冬季受寒发热，稍有反复，再治疗 3 次痊愈，激素停用。

针灸主穴：中脘、下脘、气海、关元、曲池、足三里。备穴：合谷、血海。先用主穴，效果不理想时加备穴。有腹痛者加刺三阴交、太冲、内关。有关节疼痛的可加刺犊鼻、阴陵泉等局部阿是穴。也可取耳部压穴。具体针刺部位也要根据施治情况具体调整。

2. 针灸时可以配合艾灸治疗吗?

研究员李女士：艾灸治疗现今很流行，治疗作用也很广泛，可否在针灸治疗的时候配合艾灸治疗？

英萍医生：可以的，艾灸有助于扶助人体正气，针灸的穴位也是治疗紫斑的关键穴

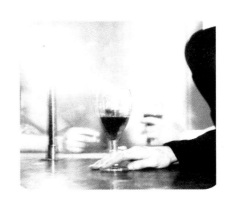

位，在艾灸时注意艾条距离穴位的远近程度，避免烫伤。

艾灸的治疗效果是有个体差异的，有的患者使用艾灸效果很好，有的患者则不明显。所以进行艾灸时，要根据具体情况来决定艾灸的治疗方案，以针灸治疗为主。

3. 热敷理疗可以治疗紫癜吗?

研究员李女士: 我平时会在家做一些热敷理疗, 这有助于紫癜病情的恢复吗?

英萍医生: 不可以, 热敷不适宜治疗此病, 应立即停用。过敏性紫癜关节病变时, 采用热敷的方法会使局部关节腔内积液增多, 加重疼痛, 降低治疗效果。

4. 中药熏洗治疗紫斑疗效显著吗?

研究员李女士: 中药熏洗可以治疗过敏性紫癜吗? 疗效怎样?

英萍医生: 近几年对于中药熏蒸治疗过敏性紫癜的研究有很多, 也都对这一治疗方法给予了肯定, 从临床观察来看都收到了比较显著的效果。常用鸡血藤汤剂局部熏蒸曲池穴、合谷穴等, 都对局部穴位有改善循环的功效。你平时可以适当做一做, 对于恢复是有好处的。

5. 推拿可以治疗过敏性紫癜吗?

退休职工张阿姨: 推拿可以治疗过敏性紫癜这种疾病吗?

英萍医生: 就目前来看, 推拿对于过敏性紫癜的治疗辅助意义不大。

6. 紫癜患者可以拔罐吗?

退休职工张阿姨: 我平时特别喜欢拔罐, 这个能治疗紫癜吗?

英萍医生：如果患有过敏性紫癜，不建议拔罐，会引起皮下出血，加重病情。同时，拔罐的出砂与紫斑也不好鉴别，将会为病情的诊断和病情的救治增加难度。

7. 中医治疗过敏性紫癜，还有其他特色疗法吗?

研究员李女士：中药治疗过敏性紫癜还有哪些特色疗法吗?

英萍医生：中医治疗过敏性紫癜除了口服中药汤剂外还有很多特色疗法，如针灸、艾灸、耳针疗法、灌肠等。

艾灸治疗，可以选择合谷、曲池或足三里、三阴交等穴位，用温和灸，每次 15～30min，每个穴位 5～7min，至皮肤红晕为度，每天 1 次，6 次为 1 个疗程，可以连续治疗 2 个疗程。

中药辨证配合灌肠治疗过敏性肾炎，用土茯苓、生大黄各 30g，蝉蜕 15g，生龙骨、生牡蛎各 60g。蛋白尿明显者加山药 30g，桑螵蛸 10g。血尿明显者加茜草、紫草各 30g。

针灸疗法：取合谷、曲池、血海、足三里、三阴交、昆仑、照海等，每次取 3～5 穴，若腹痛加天枢、中脘；血尿者加气海、关元穴。实证者用泻法，虚证者用补法或者平补平泻，留针 20min，每日 1 次，10 次为 1 个疗程。

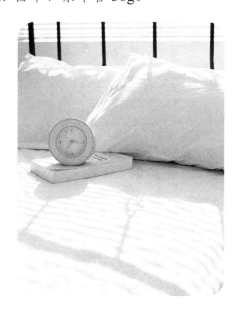

耳针疗法：选取肾上腺、脾、内分泌、肺穴。两耳交替

操作，留针或者埋豆。

8. 中医特色疗法的具体做法是什么？

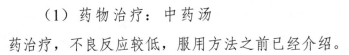

研究员李女士：可否进一步解释一下中医治疗过敏性紫癜的特色疗法？

英萍医生：可以这样进一步分析。

（1）药物治疗：中药汤药治疗，不良反应较低，服用方法之前已经介绍。

（2）特色技术。

①耳穴贴压：急性期选穴以缓解症状为主，稳定期选穴原则以补益脾肾为原则，选穴以脾、胃、肾为主。

②穴位按摩：局部皮肤紫癜严重者不宜摩法，手法以按压为主。

③中药熏洗：中药熏洗时间20min为宜，熏蒸药液温度50～60℃为宜，当药液温度降至35～38℃时，方可冲洗。

9. 治疗过敏性紫癜的注意事项有哪些？

研究员李女士：中医治疗过敏性紫癜有哪些注意事项？生活中我们又应该注意些什么呢？

英萍医生：从中医角度讲，过敏性紫癜主要以"养"为主。平时应尽量做到以下几点。

（1）生活起居

①避免接触变应原。

②避风寒，防外感诱发加重疾病。

③注意安全，避免外伤，保持皮肤清洁、干燥，防破损、划伤。

④急性期应卧床休息，急性期症状消失后，适度锻炼。

（2）饮食指导

①风盛血热证：宜食清热凉血的食品，如丝瓜、雪梨、苦瓜等。

②阴虚火旺证：宜食滋阴降火的食品，如山药、枸杞、黄瓜等。

③气虚不摄证：宜食益气养血的食品，如大枣、桂圆等。

④湿热蕴结证：宜食清热除湿功效的食品，如绿豆汤、山药、薏苡仁、冬瓜等。

⑤腹痛患者，宜进半流质、少渣食物，少食多餐，不可饱餐。

⑥急性期禁动物性蛋白质，忌腥膻发物、辛辣刺激性食物、海鲜，以及煎烤、固硬之物。

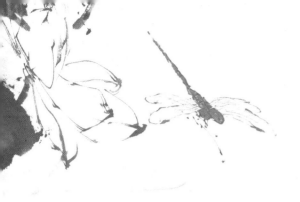

第3章　过敏性紫癜预防与调理

第一讲　患者疑难杂问详解

1. 过敏性紫癜应如何预防？

研究员李女士：现在越来越多的人患有过敏性紫癜，而且患病年龄层也越来越年轻，应做到如何预防呢？

英萍医生：过敏性紫癜的预防应该做到以下几点。

（1）避免接触可能的变应原，每个人的变应原不太相同，但尽量不要接触花粉、细菌、化学物品、汽油、油漆和尘螨等容易引发过敏的物质。

（2）过敏体质的人要注意休息，避免劳累，同时要防止感冒，防止蚊虫叮咬，以免发生过敏性紫癜。

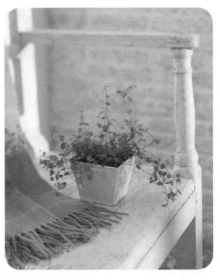

（3）控制和预防感染，在自身有明确感染时应及时就医。选择较为敏感的抗生素，

以防止感染加重而诱发本病。

（4）当发生过敏后，应注意饮食，禁止食用如葱姜蒜、辣椒、酒等刺激性食物；同时应控制饮料、小食品等方便类食物。严重者应使用抗过敏药物如氯雷他定、西替利嗪等，或者及时就医，以免延误病情。

（5）对曾经产生过敏的食物，如鱼虾海鲜等，要绝对禁忌，饮食以清淡为主，多吃瓜果蔬菜，忌食肥甘厚味、辛辣之品。

2. 儿童应如何预防过敏性紫癜？

研究员李女士：过敏性紫癜多发于儿童，应该如何预防呢？

英萍医生：儿童过敏性紫癜的预防很关键，要注意以下几点。

（1）儿童的体质较弱，应避免接触变应原，如花粉、细菌、化学物品、汽油、油漆和尘螨等。另外，过敏体质的小儿应尽量避免与动物皮毛接触，减少接触猫狗等小动物的机会。

（2）注意个人卫生，帮助孩子勤洗手，不给他们吃不洁净的食物、未熟的食物，以免造成胃肠道的感染。

（3）过敏性紫癜的发病除了与饮食、生活有关以外和感染也有着密切的关系，感染是诱发紫癜的重要因素，所以一定要适当地加强锻炼，增强体质，提高机体免疫力来抗感染，一旦感染发生，应积极治疗，及时应用抗生素。

假如小儿经常反复感冒，可以适当使用免疫调节药。但一定要注意，如果孩子平时很少感冒，不可过多使用提高免疫力的药物。在临床上，部分过敏性紫癜患儿在早期使用免疫增强剂，反而会引起紫癜反复。

3. 儿童感冒会引起过敏性紫癜吗？

退休职工张阿姨：孩子感冒会引起过敏性紫癜吗？

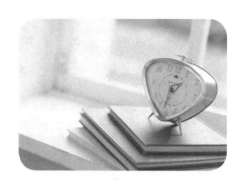

英萍医生：有这样的可能，从中医上来说，体态肥胖的孩子多属于湿热体质，一般表现为四肢沉重、贪凉喜冷饮、舌苔厚腻、小便短赤、大便黏腻不爽等症状，这样的孩子相对容易发生感冒，当孩子出现发热的时候，家长一般会胡乱使用急性解热镇痛药，这样会掩盖孩子的病情，尤其是长效解热镇痛药，会杀死体内的白细胞，导致机体免疫力下降，这样就容易诱发过敏性紫癜。

所以，当孩子只是轻微的感冒如流鼻涕、打喷嚏时，建议自行观察或者使用一些对症的中药，没必要惊慌。如果出现发热（体温在38℃以上）或影响生活的症状，应及时到正规医院就诊，避免滥用抗生素导致耐药。随着小儿感冒的增多，过敏性紫癜也明显增多，所以说感冒是过敏性紫癜的主要原因之一。

4. 过敏性紫癜有季节性吗？

研究员李女士：过敏性紫癜有季节性吗？哪个季节最容易患病？

英萍医生：这个病没有明显的季节性。过敏性紫癜是一种常见的毛细血管炎的病变，病因尚不清楚，目前认为是一种免疫反应性疾病，其发病可能与感染、食物、药物等有关，并没有明显的季节性，但临床上季节交替的时候是过敏性紫癜的高发时段。

一般季节交替的时候，整个环境的温度、湿度都处在不稳定的状态，这个时候空气的循环变差，各种污染物漂浮物都会增加，这个时候人体为了适应这种变化会消耗很多能量，导致人体的免疫力下降，严重的就会出现此病。

5. 为什么静脉曲张患者容易诱发紫癜？

研究员李女士：我听说静脉曲张容易诱发紫癜，这是什么原因呢？

英萍医生：是这样的，有些静脉曲张患者，小腿上，尤其是静脉曲张处，会出现皮损，

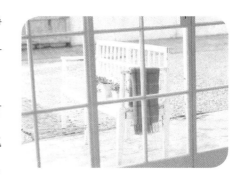

呈紫色，亦可呈黄色或棕色。表皮一般正常，也可轻度湿疹化，若发生溃疡，不易愈合。皮损先是细小的紫癜性斑疹，可相互融合成不规则斑片。我们医学上称为郁积性紫癜，是静脉曲张常见的并发症之一。

静脉曲张患者静脉瓣膜功能不全，静脉回流受阻，毛细血管内压增高，长时间的站立或静坐会加重静脉回流阻滞，即可出现小腿水肿，红细胞漏出，随之发生本病。所以静脉曲张患者容易合并紫癜。

6. 花粉会引发过敏性紫癜吗？

研究员李女士：花粉也会引起过敏性紫癜吗？

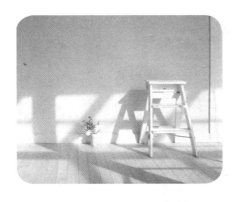

英萍医生：是的，花粉是可以引起过敏性紫癜的，特别是曾经患有过敏性紫癜的患者，要尽可能避免接触各种花粉。

不同的季节，引起各种过敏症状的植物也不同，在春季以树木花粉为主，早春时节常见的致敏花粉有榆树、杨树、柳树等所散发的花粉；晚春时以柏树、椿树、桑树、胡桃等树木的花粉为常见；在夏秋季则以指甲花、蒿草花粉为主。

过敏体质或曾患过本病的人群还是应该尽量避免与花粉的接触。

7. 过敏性紫癜会传染吗？

大学生小孙：听说过敏性紫癜会传染，是真的吗？

英萍医生：绝对不会，过敏性紫癜是属于自身免疫病的一种，是因为外界食物、灰尘、感冒、药物等变应原引起的一种免疫应激反应而造成的疾病，不属于传染病范畴。

8. 如何使儿童避免过敏性紫癜引发肾损伤呢？

退休职工张阿姨：孩子还小，得了过敏性紫癜这个病，如何预防肾损伤呢？

英萍医生：如果孩子患上了本病，一定要积极治疗，不必惊慌，为了不让孩子的肾受到累及，家长应该如何去做呢？

（1）急性期的时候一定要让孩子卧床休息，有些孩子在急

性期活动后会出现明显的肉眼血尿。

（2）一定要听从医生的安排，在急性期饮食宜清淡，减少再次过敏的机会。

（3）做好防护，减少探视，避免孩子接触感染，尤其是呼吸道感染。

近年来研究发现，部分药物会起到减少肾损伤概率的作用，其中比较确切的是低分子肝素钙，也有人认为中药制剂黄芪也可以起到这个作用。这些都要在医生的指导下使用。

9. 过敏性紫癜影响生育吗？

研究员李女士：过敏性紫癜会不会影响生育呢？

英萍医生：这个问题要从以下几个方面来回答。

（1）患了过敏性紫癜就说明患者可能是过敏体质，将来生育的孩子有一定的可能性也会患上过敏性紫癜，不过概率不大。

（2）如果是单纯性过敏性紫癜，或者仅仅涉及关节和胃肠，结婚生育和普通人没有区别。

（3）如果患的是紫癜性肾炎比较轻的类型，经过 1～3 年的治疗，已经康复痊愈，基本上不会影响生育。但是一定要记住，如果患者为女性，在怀孕的时候要密切监察尿常规和肾功，防止紫癜性肾炎的复发。

（4）发病时为较严重的紫癜性肾炎，如遗留下肾功能减退，就要慎重考虑是否生育了。一方面是因为胎儿可能会发育不好，另一方面怀孕对肾

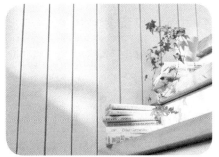

121

功能不好的孕妇也是一个相当沉重的负担，很有可能累计肾，出现一定的危险。

10. 过敏性紫癜性肾炎应如何预防？

研究员李女士：过敏性紫癜肾炎应如何预防呢？生活中又应该注意些什么呢？

英萍医生：要做到以下八点来进行预防。

（1）适当的运动锻炼：进行适当的运动锻炼，不仅可以增强机体的抗病能力，保持一种愉快的心情，而且在一定程度上增加进食量，对于营养不良，缺乏蛋白质引起的肌肉萎缩，也有一定的改善。

（2）生活护理：如果出现肾性高血压者应定时检测血压，根据血压变化情况增加卧床休息时间。注意口腔的护理：早晚及餐后应漱口，保持口腔清洁，去除口臭，减少恶心，防止细菌和真菌滋生。

（3）控制血糖：因为糖尿病患者的血管慢慢地硬化，尤其末梢微血管。肾是由数百万细微的血管组成的，糖尿病严重时，肾的功能也可能损坏了。根据统计，40%～50%肾透析的患者都是由糖尿病末期引起的。

（4）合理的膳食：在饮食方面应根据每种疾病的情况对患者进行具体的饮食指导，如肾功能不全时，应摄高热量以糖为主，优质低蛋白饮食，限进液量，保持水平衡。

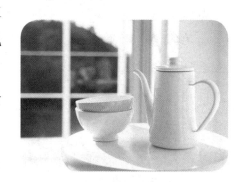

（5）劳逸结合：起居饮食要规律，急性期要卧床休息，稳定期适当活动，平时预防感冒，积极锻炼身体，增强体质。避风寒，节房事，女性患者患病后短期内不宜妊娠。

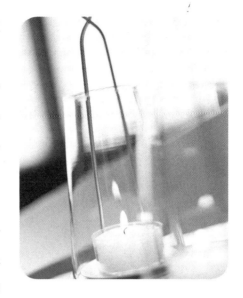

（6）适当的补充营养：肾病患者大多都限制摄入高蛋白食物，对于饮食方面的营养补充也存在一些问题，如精神压力及本身经济条件的限制，食欲缺乏等因素，使得身体各方面比较虚弱，容易引起感冒、胃肠道的感染等。

（7）经常检查：尿常规需要3～6个月检查1次，如果出现异常，应该定期检查肾功，大约一半的肾损坏患者是不知晓的，所以等到身体感到不适的时候，很可能已经到了肾病的末期，这个时候需要做肾透析来治疗了。

（8）精神调养：保持心情舒畅，避免激动，以防病情加重或复发。注意心理调护，增强战胜疾病的信心。

11. 儿童患过敏性紫癜性肾炎用药后会抑制生长吗？

退休职工张阿姨：孩子的父母都不在身边，我懂的医疗知识不多，想请问孩子患过敏性紫癜肾炎后，用药会抑制生长吗？

英萍医生：用药期间可能抑制生长，停药后这种抑制就会消失的，一般情况儿童过敏性紫癜的主要治疗措施是抗过敏治疗，激素是常用的抗过敏药物，虽然服用激素类药物可以造成

许多不良反应，特别是会引起生长抑制，但是通过科学的服药方式，对孩子正常发育的影响会很小，按医嘱服药是安全的，不用担心会影响孩子发育，使用激素确实是可以引起生长抑制，但是这种抑制在停药后就会慢慢消除的，因此不必太担心。

过敏性紫癜患儿如果病情需要，可以用糖皮质激素，尤其是腹型紫癜，累及肾者。激素在症状被控制后，就要及时停药，一般不主张长期使用激素。

长期应用激素，会影响小儿生长发育，也会存在免疫力低下等其他不良反应。

12. 过敏性紫癜患者是否应避免蚊虫叮咬？

研究员李女士：得了过敏性紫癜以后，是否应避免蚊虫叮咬？

英萍医生：蚊虫叮咬所导致的过敏性紫癜虽然比较少见，但已经患有过敏性紫癜的患者，在蚊虫叮咬后病情会加重，其中常见的蟑螂、蚊、蝇、蜂、蛾、蝶等均为可致敏的变应原。如何避免蚊虫叮咬也是我们平时生活中应注意的问题，下面几个方法可以帮助我们。

（1）巧用清凉油、风油精。在卧室内可以放几盒揭开盖子的清凉油或风油精。点蚊香，气味实在呛人；挂蚊帐，空气不易流通。如果能在点蚊香前，在整盘蚊香上滴洒适量的风油精，则可使蚊香不呛人，而且室内清香，驱蚊效果较好。如果能在进蚊帐之前，在蚊帐上洒几滴风油精，可以改善蚊帐内的空气状况，增加驱蚊效果。

（2）服用维生素 B_1，这种维生素进入人体内代谢后从汗腺

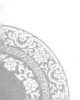

排出，散发出一种特殊气味，会将蚊子触角上的感觉毛堵塞，使蚊子找不到人。一般成人每次口服维生素 B_1 20mg，有效作用可维持 2 天左右。将

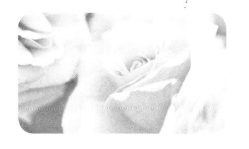

维生素 B_1，取 3～5 片溶解于水中，擦拭暴露在外面的肢体，也会起到驱蚊虫的效果。

（3）可以在室内摆放盛开的茉莉花或玫瑰，最好是夜来香。因蚊子不能忍受这些花的香气而逃避。前提是对这些花不过敏才可以摆放。

13. 如何防止疾病复发？

研究员李女士：过敏性紫癜的复发率高吗？如何防止复发？

英萍医生：防止复发要做到以下几点。

（1）预防过敏性紫癜最重要的是预防感染。如由细菌、病毒等引起的感冒、风疹、水痘等，以及腹泻和胃肠道感染等。对于肾型、胃肠型、关节型过敏性紫癜的患者，预防感染更为重要。反复外感或本身存在慢性感染病灶是最容易使本病复发的。此外某些寄生虫感染也可引发本病，因此要预防各种蚊虫叮咬。

（2）要严格控制饮食，对已知的过敏食物一定要绝对禁止，由于有些食物对脾胃有损伤，加重胃肠道的负担，使毛细血管重新出血，使紫癜反复或加重。所以对于未查明的易致过敏的食物如鱼虾蟹贝、牛羊肉、熏烤类、煎炸油腻、葱姜蒜椒，韭菜茴香等辛燥发物也要谨慎食用。

（3）要谨慎服药。平时常用的一些药物如青霉素、头孢类、解热镇痛药等也可引起过敏性紫癜，所以一定在医生指导下使用。如果不慎患了感冒，不要直接服用抗生素或静脉输液，建议首选中药治疗。

14. 儿童患有过敏性紫癜是否要预防感冒？

退休职工张阿姨：儿童得了过敏性紫癜以后，是否要预防感冒呢？影响大吗？

英萍医生：据临床统计来看，过敏性紫癜的患者80%为学龄儿童，尤其4－13岁是高发年龄。感冒则是过敏性紫癜发病的主要原因之一，约占75%，因此对于感冒的预防特别重要。

感冒是一种呼吸道的急性传染性疾病，春季是感冒的高发季节。由于感冒几乎都是飞沫传播，所以预防上最重要的是避免接触感冒患者。

预防感冒特别要注意以下几点。

（1）加强锻炼，注意饮食。多参加体育运动，保持足够的睡眠，不要有过多的压力。（2）少吃油腻的食物，多喝水，多吃富含维生素和矿物质的食品。

（3）要少去人群密集的场所，尤其不要带孩子、老人去，乘坐公共交通工具或在人群密集的场所尽量戴口罩。外出回家要先洗手，双手要用力擦洗，确保双手各处均洗到。

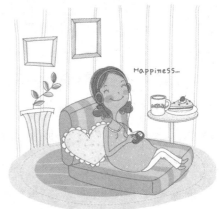

（4）如果家中有人患流行性感冒，要尽量隔离，避免儿童、老人和慢性病患者与流行性感冒患者接触，不要同流行性感冒患者分享食物、共同用餐，更不能和流行性感冒患者同用餐饮用具。

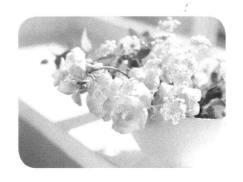

15. 过敏性紫癜患儿能否注射疫苗?

退休职工张阿姨：患过敏性紫癜的孩子还能注射疫苗吗？

英萍医生：儿童或幼年时期，多需要接种疫苗，以防止其他疾病的侵害，但临床上已经有许多接种疫苗后引发过敏性紫癜病情加重的病例。那么，患有过敏性紫癜的孩子多久才能接种疫苗？怎样接种疫苗呢？

过敏性紫癜预防接种注意事项。

（1）短时间不要进行预防接种：临床已经有部分过敏性紫癜的患儿是注射疫苗后发病的，也有注射疫苗后紫癜反复的患者。

（2）停止预防接种的风险：如果担心儿童患有其他感染病的概率增加，可以应用增强免疫力的免疫调节药来减少传染病的感染机会，如：匹多莫德、脾氨肽、左旋咪唑等。

（3）过敏性紫癜痊愈后多久可以预防接种：目前无确切定论，部分学者认为半年或 1 年内不要注射，经临床观察，患儿在痊愈后至少 2～3 年不要注射为好。

不过，如果孩子已经注射了疫苗，并未发现任何不良反应，也是没有问题的，不必过于担心。

16. 过敏性紫癜患儿可以洗澡吗？

退休职工张阿姨：过敏性
紫癜患儿可以洗澡吗？

英萍医生：过敏性紫癜的
孩子一般不建议洗澡，因为洗
澡可能会导致新的紫癜出现或
者加重原有的病情。

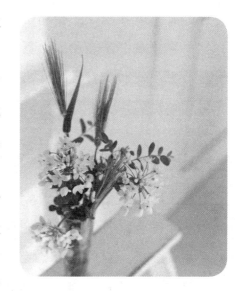

洗澡时候的温水会使孩子
皮肤表面的小血管扩张、通透
性增加，对于患过敏性紫癜的
孩子来说，就有可能使小血管
出现很小的破裂，从而再一次出现新的皮肤紫癜；如果水温过
凉或室温低，孩子更容易着凉而感冒，病毒的感染会使紫癜加重；
由于洗澡时孩子长时间站立，会增加下肢血管的张力，产生张
力性紫癜。

所以，在患病时要尽量避免给孩子洗澡。等病情稳定后需
要洗澡也应该缩短洗澡时间，让孩子平卧或者坐着洗澡，同时
注意保暖，在洗完后先将孩子皮肤擦干，多休息，避免感冒。

17. 过敏性紫癜患儿需要卧床休息吗？

王女士：过敏性紫癜患儿需要卧床休息吗？

英萍医生：处于急性期的过敏性紫癜患儿应绝对卧床休息，
同时寻找致敏因素，对已知过敏的食物或药物，应暂时停用；

对可疑又必须食用的食物，在密切观察下，从小量开始食用，试探着逐渐增加食用量。

患儿在住院治疗期间，建议多卧床休息，避免运动，最好能将患儿的下肢适当抬高一些。待治疗一段时间，皮肤表面皮疹完全消退后，适当下床进行简单的活动，同时要注意防止运动量过大，因为活动后会出现新发的紫癜，一旦出现，便要继续卧床休息，以免加重病情。

18. 过敏性紫癜孩子可以运动吗?

退休职工张阿姨：患有过敏性紫癜的孩子可不可以运动呢？

英萍医生：得了过敏性紫癜的患儿不宜过量运动。这是因为剧烈运动有可能增加血管的负担，使血管扩张，导致复发。因此发病期间应卧床休息，至少卧床2周以上。因发病后3个月到半年内都比较容易复发，这期间都要注意休息。一定要注意以下几点。

（1）过敏性紫癜的急性期，如果孩子没有严重的腹痛、便血，建议孩子适当限制活动量，但一定要适度活动，简单说就是可以少量的活动，不要剧烈，适当的上楼下楼，走走路是可以的。

（2）过敏性紫癜已经稳定一段时间，此时建议可以增加活动量，最好不上体育课，如果活动量不是太大的体育课，也可以考虑上，但切记不能活动量过度。

（3）如果过敏性紫癜已经稳定很久，可以过正常孩子的生活，注意饮食上多控制一下，运动上不要过分控制。

（4）对于很久没有活动的孩子，活动量增加一定要循序渐进。此时要坚持，先走路距离小一些，然后逐渐增加，只要病情基本稳定，过几天再增加一些距离。这样坚持下来，等孩子适应了，走路远一些也没有问题。但是注意运动过程中要保护自己，尽量不要在运动过程中受伤。

19. 过敏性紫癜患儿可以服用中药吗？

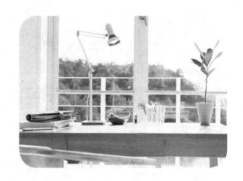

研究员李女士：许多小孩得了过敏性紫癜，他们可以服用中药进行治疗吗？

英萍医生：许多家长都会有这样的疑问，孩子那么小，能不能吃中药呢？经过多年的临床经验，我们可以确定地回答，过敏性紫癜患儿不仅可以吃中药而且效果非常好。

中医中药有着悠久的历史，在西方医学传入中国之前，中医药保障着中国人民数千年的健康。中医学中虽然并没有"过敏性紫癜"的病名，但是根据症状表现，本病可以归为中医理论中"血证""肌衄"等范畴，其病因病机主要是因为素体气虚、瘀血阻滞、风热毒邪等原因。

目前，临床上采用中医药治疗过敏性紫癜已经取得了较好

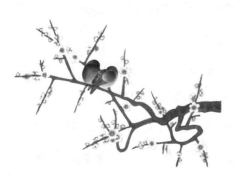

的疗效。而许多家长容易轻信社会上流传的所谓"秘方"，以致有病乱投医。中医看病，是通过"望、闻、问、切"四诊，结合患者症状，采取少量必要的化验检查，综合分析，

准确辨证，合理用药，才能有效地对疾病治疗。即便是同一患者，在不同的时期，采取的治疗手段及用药也是不同的，所以过敏性紫癜的儿童一定要在医生的指导下，合理规范用药，才能取得良好的治疗效果。

20. 过敏性紫癜患儿要如何穿衣?

退休职工张阿姨：我家孩子得了过敏性紫癜，平时穿衣服有什么要求吗？

英萍医生：很多家长都会怕患有本病孩子着凉，给孩子穿过多的衣物，不久后会发现有新的紫癜产生。这是由于有些孩子还处在急性期，小血管的炎症还没有完全恢复，有些过紧的衣物会使患儿出现张力性紫癜，还有些化纤衣物也极易引起局部的过敏。

建议家长在给孩子选择衣服时，多注意一下质地，五颜六色的化纤衣服和毛皮衣服不能买，化纤穿久了会发硬，摩擦孩子娇嫩的皮肤，久而久之，会引起皮肤瘙痒、脱皮、干燥等。而且化纤和毛皮容易起静电，附着空气中的有害物质，不但可能引发皮肤炎症，还会让体质较弱的孩子因此患上气管炎、哮喘等。孩子的衣服面料不该刻意追求飘逸，纯棉的衣服最适合孩子。

另外，衣服买回后，要先洗洗。试验表明，洗涤能减少衣物近八成的甲醛残留，衣服洗的次数越多越安全，不仅如此，穿得多的衣服也会变得更

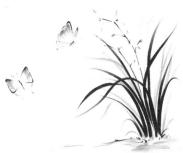

舒适，不易刺激孩子皮肤。因此，一般情况下，给孩子穿些旧衣服才是更好的选择。

21. 怎样对患病的孩子进行心理安抚?

退休职工张阿姨：我家小孩得了过敏性紫癜以后，情绪非常不稳定，觉得自己和其他的小朋友不一样，我们做家长的应该如何去安抚孩子呢？

英萍医生：在孩子生病的时候，往往比较任性哭闹，不配合治疗，这时候更需要家长的心理安抚，鼓励孩子积极治疗，正确的心理关心对过敏性紫癜患儿的康复十分重要。

要给孩子树立战胜疾病的信心，当孩子不配合治疗时，不妨来点"正行强化"即跟孩子说些好听的话，语气和蔼可亲；当他配合治疗的积极行为出现时则立即给予肯定，还可适当给予奖励。这种做法有时会起到事半功倍的效果。

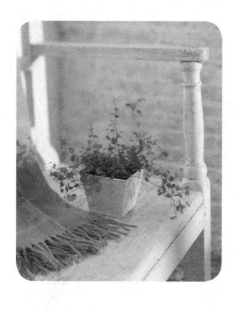

游戏是儿童最适宜的活动。游戏会使患儿忘记伤痛，则有效地调节了情绪。在游戏中，还活动了大脑，活动了全身，锻炼了机体，促进了疾病的痊愈。但游戏要量力而行，不可太过。建议家长多陪孩子看书，加强室内小游戏的互动，增强孩子的愉悦感，减少病痛带来的不快。

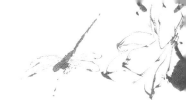

22. 成人患有过敏性紫癜可以运动吗？

大学生小孙：我最大的爱好就是打篮球，得了病以后，我还能继续打篮球吗？跑步运动可以吗？

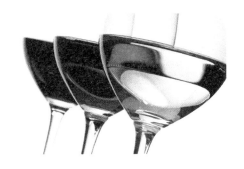

英萍医生：急性期的患者需要卧床休息，恢复期和痊愈后可以进行适当的运动，但不要过于剧烈，平时适当的运动对于病情是有帮助的。

一方面运动能够增强体质，提高人体对各种疾病的抵抗力，减少感冒和其他上呼吸道感染的机会，减少由于感染而诱发或造成过敏性紫癜复发的可能；户外运动使患者更多的接触日光紫外线，多数情况下，日晒对减轻病情是有益的。如条件允许的话可以经常进行日光浴或海水浴。此外，运动还有助于患者开阔视野，调理心情，在拥抱大自然的同时陶冶自己的性情，增强战胜疾病的信心。

恢复期，成人同儿童一样都是逐渐增加运动量，增强体质对疾病也有一定的好处。

23. 病好了以后都可以做哪些运动呢？

研究员李女士：过敏性紫癜痊愈后都可以做哪些运动呢？

英萍医生：痊愈后在一定时间内没有反复发作，只要不是过于剧烈的运动，不是跳高一类容易摔倒的运动都是可以的，避免运动摔伤出血的可能。

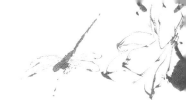

24. 日常生活中如何增强免疫力？

退休职工张阿姨：日常生活中，应该如何提高免疫力呢？有什么具体做法吗？

英萍医生：我可以给你几点建议。

（1）全面均衡适量营养：常食蔬果增强免疫力，维生素 A 能促进糖蛋白的合成，细胞膜表面的蛋白质主要是糖蛋白，免疫球蛋白也是糖蛋白。维生素 A 摄入不足，呼吸道上皮细胞缺乏抵抗力，常常容易患病。维生素 C 缺乏时，白细胞内维生素 C 含量减少，白细胞的战斗力减弱，人体易患病。除此之外，微量元素锌、硒、维生素 B_1、维生素 B_2 等多种元素都与人体非特异性免疫功能有关。

（2）适度劳逸：适度劳逸很关键，人体生物钟正常运转是健康保证，而生物钟的持续不规律便是亚健康的开始。

（3）经常锻炼：现代人热衷于都市生活，忙于事业，锻炼身体的时间越来越少。加强运动可以提高人体对疾病的抵抗能力。培养多种兴趣，保持精力旺盛，广泛的兴趣爱好，会使人受益无穷，不仅可以修身养性，而且能够辅助治疗一些心理疾病。

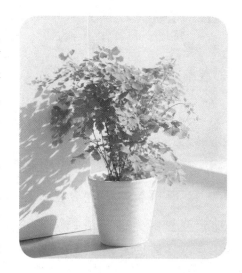

（4）戒烟限酒：医学证明，吸烟时人体血管容易发生痉挛，局部器官血液供应减少，营养素和氧气供给减少，尤其

是呼吸道黏膜得不到氧气和养料供给，抗病能力也就随之下降。少喝酒有益健康，嗜酒、醉酒、酗酒会削减人体免疫功能，必须严格限制。

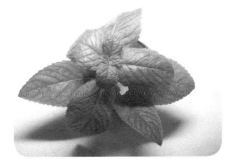

（5）心理健康：善待压力，把压力看作是生活不可分割的一部分，学会适度减压，以保证健康、良好的心境。

（6）补锌可增强免疫力：2011年英国《循证医学数据库》（The Cochrane Library）做过"补锌提高免疫力"的相关实验。实验数据得出：在出现感冒症状的第一天就补锌，能够有效抑制病情，减轻症状；感冒7天以后，与未曾补锌的患者相比，服用锌的患者好得更快。由此，证明补锌能提高人体免疫力，并缩短感冒病程。所以补锌可多吃含锌丰富的食物，如牡蛎、生蚝、核桃、蛋黄等，也可适当服用蛋白锌类的补锌产品。

（7）香蕉：香蕉具有增加白细胞，改善免疫系统的功能，提高人体抵抗疾病的能力，特别对患者、婴幼儿。每天吃1～2根香蕉，可以提高身体免疫力。

25. 紫癜性肾炎治好后对以后生活会不会有影响？

退休职工张阿姨：孩子现在还小，紫癜性肾炎治好后对今后的生活会不会有什么影响？

英萍医生：紫癜性肾炎是慢性病，大部分治疗效果良好，是可以临床治愈的，患者和家属要树立正确的信心。紫癜性肾炎是否影响生长发育，目前尚没有权威资料，但通过临床观

察，紫癜性肾炎治疗反应良好的患儿，对孩子的生长发育影响不大。

26. 生活中应该警惕什么样的症状？患有过敏性紫癜会有哪些表现呢？

大学生小孙：我们在生活中如何判断自己是否患有过敏性紫癜呢？判断标准有哪些？

英萍医生：生活中，可以根据以下几种症状判断自己是否患有过敏性紫癜。如果多项符合，应立即到医院就诊，进行系统诊断和治疗。

（1）是否有乏力的感觉，低热，讨厌食物。

（2）皮肤紫癜在四肢两侧常呈现对称分布。

（3）是否伴有荨麻疹及血管神经性水肿。

（4）膝关节，踝关节，腕关节是否肿胀。

（5）是否有腹痛、呕吐、腹泻，吐血便血症状。

第二讲　饮食宜忌与食疗调理

1. 患有过敏性紫癜，应如何进行膳食调理？

大学生小孙：得了过敏性紫癜以后，心里非常忐忑，想了解平时在生活中饮食应该注意些什么？

英萍医生：紫癜患者最

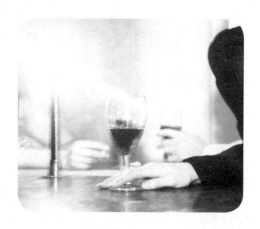

好不要吃粗纤维和长纤维的食物，因为对于血小板减少症的患者来说很容易出血，如果吃了粗纤维和长纤维的食物会在消化过程中导致出血，因此一定不要吃这方面的食物，比如像芹菜、菠菜、韭菜和竹笋，还有一些烧烤食品也不要吃，因为这些食物的外皮比较硬，吃了以后也很容易导致消化道黏膜出血，并且也不好消化，导致胃肠功能出现紊乱，对患者身体没有好处。

脂肪含量高的食物也尽量不要食用，这些都会导致患者消化不良。以下热性食物不能食用，如羊肉、狗肉、公鸡肉，还有韭菜、荔枝等等，这些食物会助阳，容易导致出血情况严重，对患者身体非常不利。

不能暴饮暴食，禁止饮酒。喝酒对紫癜患者来说是非常不利的，饮酒容易导致消化道出血。需要注意的是饮食一定要控制好，该吃的不该吃的一定要搞清楚，一些容易导致患者过敏的食物也是不能吃的，像一些海产品，还有肉蛋奶等，还有辛辣刺激食物也不要吃，还有一些小食品，一些进口水果也尽量不要吃，多吃含维生素 C 高的食物。

2. 过敏性紫癜急性期不能食用哪些食物？

退休职工张阿姨：急性期的过敏性紫癜不能吃哪些食物呢？有什么需要注意的吗？

英萍医生：在过敏性紫癜的急性期饮食控制非常重要。

（1）避免粗糙、坚硬的食物。粗糙、坚硬的食物，对胃肠道有机械性刺激，如带刺的鱼、

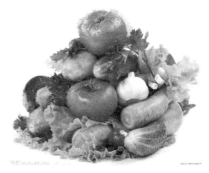

带壳的蟹、带骨头的鸡和肉的，这些都容易刺伤口腔黏膜和牙龈，引发出血症状，对于过敏性紫癜的急性期非常危险。

（2）避免食用辛辣食物。辛辣的食物在大部分用药的时候都是禁忌的，尤其在服用中药的时候是禁忌的，为什么服用中药要禁忌辛辣食物？这个在之前我已经具体讲过了。辛辣食物会促进血液循环，使血流速度加快，对于易引起出血症状的病情来说，是禁忌的，特别是过敏性紫癜这个病，要尤为注意。患有过敏性紫癜以后，也要注意戒烟戒酒。

（3）避免接触常见的过敏物质。动物性的食物，如鱼、虾、蟹、蛋、牛奶等；植物性的食物，如蚕豆、菠萝、植物花蕾等。常与过敏物质接触的炊具和餐具，也要避免接触，避免出现过敏反应，加重过敏性紫癜病情。

3. 过敏性紫癜的急性期适合吃哪些食物？

退休职工张阿姨：急性期时的过敏性紫癜，应该吃哪些食物比较有益呢？

英萍医生：过敏性紫癜急性期应多食富含维生素 C、维生素 K 的食物。因为维生素 C 是保护血管和降低血管通透性的必需物质，维生素 K 可增加凝血因子的水平，有利于凝血和止血。

富含维生素 C 的食物有：新鲜蔬菜、水果，特别是西红柿、橘子、苹果、鲜枣等。

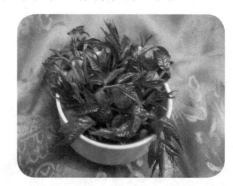

富含维生素 K 的食物有：菠菜、猪肝等。

维生素 C、维生素 K 均不

耐高温，故烹调时不宜高温和时间过长。

4. 中医对过敏性紫癜饮食的要求是什么？

研究员李女士：从中医角度，对过敏性紫癜的饮食又有什么要求呢？

英萍医生：我们中医有一本经典书籍，叫《黄帝内经》。其中提到"饮食有节"，说的就是饮食要有节制；"饮食自倍，胃肠乃伤"，说的是饥饱失常、饮食不洁，饮食偏嗜等，都会造成脾胃功能的损伤。

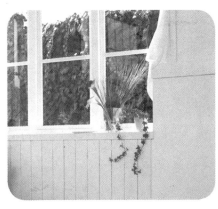

中医对紫癜患者的饮食有如下要求。

（1）饮食适时：按时吃饭，食用应季的瓜果，不吃反季的食物和水果。

（2）饮食适度：控制食量，不要过饱；温度适中，不能过冷过热。

而中医对过敏性紫癜患者不能食用的食物也进行了以下归类。

（1）海腥类易动风食物。如：虾、蟹、海鱼等，尤其不能生食海鲜。

（2）辛辣助火助阳食物。如：辣椒、羊肉、狗肉、葱等。

（3）油炸食品、甜品饮料等亦要避免食用，会影响药物的吸收及疗效。

5. 激素用药时，过敏性紫癜患者在饮食方面需要注意些什么？

大学生小孙：现在治疗过程当中给我使用了激素，这个时段有什么特别需要注意的饮食要求吗？

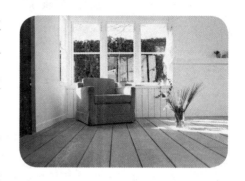

英萍医生：很多过敏性紫癜患者需要使用激素来进行急性期治疗，这类患者在饮食上确实有很多注意事项需要了解，可以参考以下几个方面。

（1）忌食辛辣助火食物。中医认为激素是"助阳生热"之品，患者服用后容易出现面红、兴奋、多汗、五心烦热的症状，辛辣之物容易加重此类症状。

（2）忌食甜食及油腻食物。因为激素的不良反应可造成糖和脂肪代谢紊乱，而造成血糖和血脂的升高，所以此类食品尽量避免。

（3）忌食过咸食物。因为激素可引起水液代谢紊乱，而引起水肿及高血压的症状，所以饮食适宜清淡。

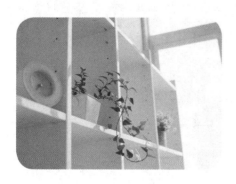

（4）忌食过硬或过凉食物。因为激素可诱发或加重消化道溃疡，所以应食用柔软、温度适中易消化的食物。

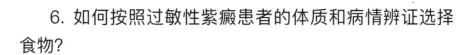

6. 如何按照过敏性紫癜患者的体质和病情辨证选择食物？

研究员李女士：听说根据患者的体质和病情辨证选择食物，有利于病情的恢复，你能给我一些建议吗？

英萍医生：过敏性紫癜从中医角度划分大致分为血热型和气虚型两种。这两种类型在饮食的选择上亦是不同。

（1）血热型的患者会在皮肤上出现色泽鲜红或紫红斑点瘀斑，出现心烦、口渴、五心烦热、大便干、小便短赤等症状。适合吃平性或凉性的食物，如白菜、萝卜、冬瓜等蔬菜，梨、苹果、柚子等水果。

（2）气虚型患者的病程较长，皮肤瘀点瘀斑反复发作，颜色淡红，身体疲乏，食欲不好，大便不成形。适合吃补气健脾的食物，如粳米、小米、山药等。

7. 过敏性紫癜患者可以吃海鲜吗？

退休职工张阿姨：都说患有过敏性紫癜以后不能吃海鲜，这是什么道理呢？你能帮我解释一下吗？

英萍医生：我们通常所说的海鲜包括：鱼、虾、蟹、蛤蜊、鱿鱼等，这些食物为高蛋白食物，因其所含大量的异体蛋白，常常受到人们的喜爱。随着人们生活水平的提高，海鲜也不

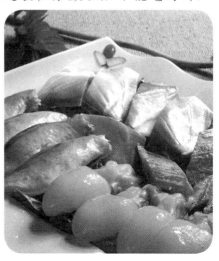

再是过年过节的佳品，而是人们每日可吃的普通食物，但是由于食用海鲜而引发的过敏症状也越来越普遍，越来越多。

事实上，虽然海鲜能够诱发过敏性紫癜，但并不是所有的过敏性紫癜患者要避免吃海鲜，海鲜本身虽然属于刺激性的食物，患有皮肤疾病的人一般都建议禁食。原则上讲，还是应该做一下变应原检测，如果对海鲜存在过敏反应，应禁吃；相反，如果不存在对海鲜的过敏，则可以进食，但不要太频繁太多。

对海鲜过敏的患者，食用海鲜后身上会出现大量红斑。如果食用时出现此类症状，要在第一时间停止食用，尽快去医院就诊治疗。

8. 过敏性紫癜是吃出来的吗？

退休职工张阿姨：吃东西吃错了，会得过敏性紫癜吗？

英萍医生：这个没有绝对的关系。过敏性紫癜是一种常见的全身性血管炎症疾病，过敏性紫癜这个病名误导了很多患者，普遍认为该病就是过敏，而老百姓认为的过敏主要是"吃"引起的，其实本病与"吃"并不是绝对的关系。

引起过敏性紫癜的常见因素主要有以下几种。

感染：包括细菌和病毒感染，常见的有上呼吸道感染、扁桃体炎、肺炎、猩红热、尿路感染等急性感染。还有一些不常见的感染，比如龋齿、支原体、幽门螺旋杆菌、乙肝病毒、结核菌、寄生虫等等。很

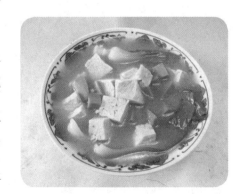

多人在查了变应原以后发现没有问题，那就要看一下是否由以上因素所导致。

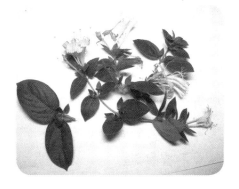

环境因素：这些因素还包括了个人卫生、穿衣习惯、房间环境甚至大气污染等。有的是因为某次特殊的气味，如油漆、汽车的尾气、工厂的排污等。其他少见的还有蚊虫叮咬、外伤等。

不仅如此，临床上常用的一些药物例如抗生素、解热镇痛药、镇静药等都可能诱发过敏性紫癜。

9. 过敏性紫癜可以吃豆类食物吗？

大学生小孙：豆浆和豆腐都是我最喜爱的食物，得了过敏性紫癜以后，都说不能再吃豆类食品了，是这样的吗？

英萍医生：过敏性紫癜是一种免疫异常引起的出血性疾病，由于非哺乳动物的蛋白质与人体内的蛋白质差别较大，极容易引起机体产生免疫反应。所以，蛋白质是过敏性紫癜最常见的诱发因素。

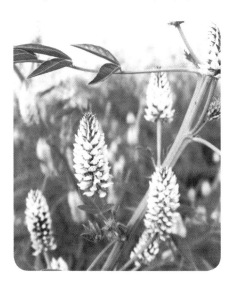

我们都知道，豆腐是由黄豆做的，里面含有大量的植物蛋白质，因此对于肾型过敏性紫癜患者，这是必须要禁

143

食的。不仅是豆腐，豆子、豆芽、豆浆，以及各种的豆制品都应该暂时不要吃。豆制品是植物里面蛋白质含量最高的，高达30%～40%，由于植物蛋白质中的非必需氨基酸含量高，人体运用率低，在体内产生的代谢产物多，这样便会加重肾的负担，使血液肌酐、尿素氮增高，所以过敏性紫癜的患者都应尽量限制食用植物蛋白。

在治疗后，如果经查变应原对豆制品类没有过敏反应，可以逐渐进食豆制品类食物。

10. 过敏性紫癜患者可以喝酒吗?

大学生小孙：明年就要毕业了，同学们天各一方，聚会在所难免，待我症状减轻一些之后可以饮酒吗？

英萍医生：过敏性紫癜在没有治愈之前是绝对不可以饮酒的。其病变的病理基础就是小血管的脆性增加，导致破裂出血。酒精会使皮肤的血管扩充，导致更多的致敏物质进入血液，也会使皮肤血液循环增加而使出血加重。

平时应注意清淡饮食，多喝温开水。

11. 如何全面解释过敏性紫癜忌口的食物?

研究员李女士：前面提到了过敏性紫癜忌口的食物，我觉得还不够全面，你是否可以全面解释一下过敏性紫癜忌口的食物？为什么需要忌口？

英萍医生：饮食忌口分六种。

（1）辛辣类：此类食物多辛热，有通阳健胃之功效，若过多食用则易生痰动火，散气耗血，故该类饮食仅适合于寒证疾病者，而不适于阴虚阳亢之体及血证、温病、痔瘘、痈疖患者等。此类食物包括葱、蒜、韭菜、生姜、酒、辣椒等。如辣椒属热性，若有发热、便秘、尿短赤、口干渴、唇燥、咽喉肿痛、鼻衄、舌质红等热象者食用，必然会加重"上火"症状，从而抵消清热凉血及滋阴药物的功效，故热证患者就诊中医不可同食辣椒。

（2）鱼腥类：此类食物多为咸寒而腥之品，且含有异性蛋白，易引起过敏反应，多食易伤脾胃并诱发疾病，故脾胃有病者不宜多吃，尤其是过敏体质者更不可食之。此类食物有黄鱼、鲤鱼、带鱼、蚌肉、虾、螃蟹等，而鲤鱼、沙丁鱼、鲇鱼、黄鱼、螃蟹、黄泥螺最易引起过敏。鱼腥类食物亦属发物。

（3）发物类：此类食物均为动风生痰助火之品，由于疾病对食物选择程度的大小不同，其"发"亦有异。此类食物有蘑菇、香蕈、笋、芥菜、南瓜、公鸡肉、猪头肉、母猪肉等。如肝阳上亢、肝风内动患者当禁吃公鸡肉、猪头肉；疔、疖、疮、痈等皮肤疾病者，当禁吃香蕈、蘑菇、笋、公鸡肉、猪头肉、母猪肉，否则会加速红肿、生脓；有肠胃病者禁吃南瓜，因南瓜含有糖分，多吃会产生较多的酸，对胃肠有刺激。鉴此，"发"者，在很大程度上可以说有促进疾病恶化之意。

（4）生冷类：此类食物性多寒凉，主要作用为清热解渴，故适合热证疾病。但却易影响胃肠功能，因此虚寒体质者及胃肠病患者，当禁忌。如白萝卜性寒，具有消食、化痰、理气之功效，若体质虚寒及胃肠病患者食之，岂不寒上加寒，

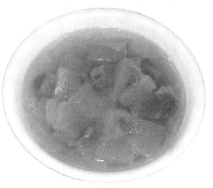

胃肠功能更差。另外，在同时服用人参和其他滋补药时，由于药性相恶，可降低或消除补药之效力，故萝卜与人参不宜同服。

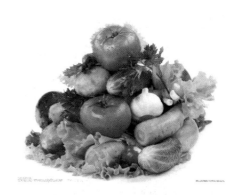

（5）油腻类：此类食物包括动物的油脂及油煎、油炸的硬固食物。油腻有损脾胃健运，故凡外感疾病、黄疸、泄泻者当禁忌。油煎、油炸之食物质硬、燥热，不易消化，胃肠有病及"上火"者忌食。

（6）酸涩类：酸过多则对肠胃有刺激，故胃酸过多、胃肠溃疡患者禁食。涩者，大多含鞣质。如茶叶含有鞣质，而浓茶含量更高，与中草药同服时，可与中草药中某些蛋白质、生物碱、重金属盐结合产生沉淀，这就会影响药物有效成分的吸收，同时对蛋白质等营养物质的吸收也有影响。因此，在服用中草药时，一般不宜与浓茶同服。

12. 什么食物可以预防过敏性紫癜？

研究员李女士：生活当中应该多吃些什么样的食物，能够起到有效预防过敏性紫癜的作用？

英萍医生：建议采取以下饮食习惯。

（1）饮食要清淡。主食以大米、面食、玉米面为主。

（2）多吃瓜果蔬菜。例如柚子，有减低毛细血管通透性和脆性作用，患者多吃这些有助于预防。

（3）气虚者应补气养气止血。血瘀者可用活血化瘀之品，

例如山楂可以行气散瘀，化浊降脂。

（4）应多吃富含维生素的食物，例如西红柿、各种绿叶蔬菜等。

13. 哪些情况需要禁食？

研究员李女士：听说有些情况下得了过敏性紫癜这种疾病，需要禁食，可以具体解释一下吗？

英萍医生：过敏性紫癜当仅有皮肤损害时称为单纯性紫癜，如果同时伴有腹痛、腹泻、便血，甚至胃肠道出血等症状时称为胃肠型紫癜。

当患者有便血、呕血时，需要禁食，包括喝水、汤类，都是禁止的，这个时候需要给予静脉补充营养和能量，一般要到呕血、便血完全停止后即发现大便颜色正常才能开始进食。

在疾病急性发作期间，应该完善食物变应原筛查以作为一个基本筛查，以避免服用阳性食物。如果原因不明确，需要禁食的时间较长，一定要给予足量静脉营养以维持正常体重，避免过度消耗导致营养不良。

14. 儿童在服用激素药时，需要在饮食方面注意些什么？

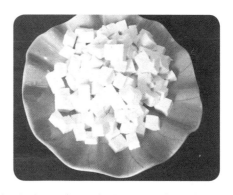

退休职工张阿姨：我家孩子用药里面有激素，饮食上有什么需要特别注意的吗？

英萍医生：很多过敏性紫癜的患儿在临床上需要使用激素

治疗，应用激素的同时，对于饮食也有着比较特殊的要求；儿童和成人一样，需要注意以下几点。

（1）忌食辛辣的食物：中医认为激素为"助阳生热"之品，会出现兴奋、多汗、面红、烦热等不良反应，如果服用辛辣食物会导致上述症状及原有症状加重。

（2）忌食多盐食物：由于激素会引起水、电解质及盐代谢的紊乱，从而出现水肿或高血压，因此饮食一定要清淡。

（3）忌过冷过硬食物：激素会诱发或加重消化道溃疡，保护胃肠道和食道尤为重要，可以平时服用胃药预防消化道症状的产生。

（4）补充蛋白质：这点很重要，因为激素容易引起蛋白质流失，要适量吃些高蛋白低脂肪的食物。

15. 过敏性紫癜疾病的食疗方都有哪些?

研究员李女士：药物治疗和食疗相结合是最好的，可否推荐一些食疗方？

英萍医生：我推荐几个食疗方，供你借鉴。

（1）花生衣炖大枣

原料：大枣50g，花生米100g，红糖适量。

用法：大枣洗净，用温水浸泡，去核；花生米加水浸泡后旺火煮5min，冷后剥衣，留取煮过花生米的水；将大枣和花生衣放在锅内，加入煮过花

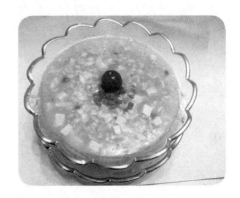

生米的水，再加适量的清水，用旺火煮沸后，改为小火焖煮半小时左右；捞出花生衣，加少许红糖熔化即可。

解析：大枣花生衣汤具有强体益气、补血止血的功效。适用于气血两虚所致的胃呆食少、短气乏力及各种出血病症。

（2）马兰鸭蛋

原料：马兰头 60g，青壳鸭蛋 2 个。

用法：将上述原料一起入锅加适量的清水煮至蛋熟，将熟鸭蛋剥去外壳，再煮至其变成黑色即成。可吃蛋饮汤，每日吃 2 个，宜在空腹时或用餐时服用。

解析：此方具有清热、凉血、止血的功效。两者组成此菜可为人体提供丰富的蛋白质、胡萝卜素、维生素 C 等营养成分，具有滋阴清肺、清热凉血的功效。除可以预防及治疗过敏性紫癜之外，还适用于慢性气管炎、肺结核，阴虚咳嗽、咽喉肿痛，水肿、鼻衄、牙龈出血等病症。适用于健康体质，气虚体质，湿热体质，痰湿体质，阴虚体质，瘀血体质的人群。同时还要注意的是，有些气郁体质，阳虚体质的人群及孕妇不适宜食用马兰头。

（3）羊骨糯米粥

原料：羊四肢长骨 2 根，大枣 20 枚，糯米 200g。

用法：将大枣洗净，剔除枣核。羊骨冲洗干净，敲成碎块。糯米淘洗干净。锅内放入清水、羊骨，旺火煮沸后再用文火熬煮约 1h，滤去骨头，然

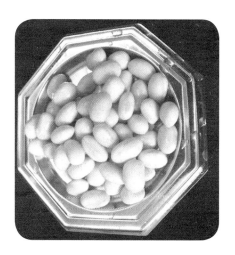

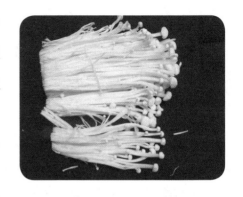

后加入糯米、大枣，也可加少许白糖、盐用以调味，续煮至粥成。可每日服1剂，分2次服完，本方可长期服用。

解析：此方具有滋阴补血，补益脾胃，健骨固齿的功效。久病体弱的人服用，可增食欲强气力。除可防治过敏性紫癜外，还可适用于腰膝酸软，乏力，贫血，血小板减少性紫癜，小儿无齿生长缓慢等症。患者感冒发热期间应停服。

（4）桑椹枸杞粥

原料：桑椹30g（鲜桑椹用60g），枸杞10g，糯米60g，大枣3枚，冰糖适量。

用法：糯米淘洗好浸水3h备用，大枣去核洗净。将糯米放入锅中先煮，待糯米6成熟时加入枸杞子、桑椹、大枣，再煮至熟后用糖调味即可。此方可长期服用。

解析：方中糯米、大枣能温暖脾胃，补益中气；枸杞子、桑椹子能补肝肾、养血明目。可以治疗伴有肝肾阴虚等症状的过敏性紫癜患者，对于失眠多梦、腰酸耳鸣、头晕眼花的患者也有较好的功效。糯米性黏滞，难于消化，不宜一次食用过多，宜加热后食用。老人、小孩由于消化功能较弱更应慎用。由于枸杞子含糖量较高，所以糖尿病患者要慎用。

（5）藕节荞麦叶汤

原料：藕节4个，鲜荞麦叶100g。

用法：将藕节、鲜荞麦叶两味药洗净，加水煎汤，分3次，以水煎服，每日 2 剂，连服 10d。

解析：本方功效为清热解毒，凉血止血。其中藕节收敛止血化瘀；荞麦叶利耳目，下气，止血，降血压。适用于血热妄行型过敏性紫癜。要注意的是，由于本方性凉，故脾胃虚寒者慎服。

（6）阿胶葛根藕粉羹

原料：阿胶 20g，葛根粉 30g，藕粉 50g。

用法：将阿胶捣碎，放入锅中，加水适量，用中火煮沸烊化，加葛根粉，搅拌均匀，煎煮至沸腾，加入用冷水拌匀的藕粉，边加热边搅拌至形成羹状即可，每日服用 1 或 2 次。

解析：本方功效为滋阴养血止血，适用于阴虚内热型过敏性紫癜患者，伴有午后潮热、手足心热、心烦不宁、口干口渴、头晕耳鸣、神疲乏力等症状者效果尤为明显。

（7）赤芍生地银花饮

原料：生地黄 25g，金银花 30g，赤芍 10g，蜂蜜少许。

用法：将生地黄、金银花、赤芍一起加水煎取汁，加蜂蜜调味。每日 2 或 3 次饮服。

解析：方中生地清热凉血，养阴生津；金银花清热解毒，消炎退肿；赤芍清热凉血，散瘀止痛。三者共用能清热解毒，散瘀止痛。适用于血热妄行之过敏性紫癜。由于本方性凉，故血虚及脾胃虚寒者慎服。

（8）决明子粥

原料：炒决明子 30g，大米 100g，冰糖适量。

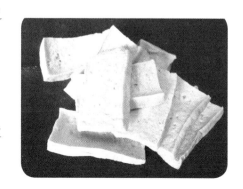

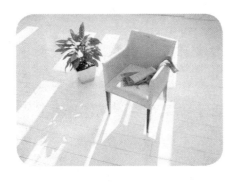

用法：将决明子加水煎煮沸后，滤过决明子，留取汤汁。将汤汁与大米同煮至成粥后，依据口味添加冰糖调味即可，每日1次服用。

解析：决明子具有清肝、明目、通便的作用，本方适用于过敏性紫癜伴有目赤红肿、头晕、双目干涩等症状的患者。由于其通便作用明显，故大便泄泻者忌服。

（9）大枣龟胶膏

原料：生地黄30g，麦冬30g，阿胶15g，龟甲胶15g，大枣10枚，黄酒20ml，冰糖适量。

用法：先将生地黄、麦冬、大枣加水入锅，煎煮后取浓汁500ml，滤去药渣，留取大枣。将阿胶及龟甲胶加水100ml，隔水蒸至溶化，倒入浓汁，添加黄酒20ml和适量冰糖，慢火熬制成膏。每次服用20ml，每日2次。

解析：本方功效为滋阴补肾养血。方中生地黄清热凉血，养阴生津；麦冬滋阴润肺，益胃生津，清心除烦；阿胶、龟甲胶滋阴补血。适用于阴虚内热型过敏性紫癜的患者，对于有手足心热、盗汗、心烦失眠等症状的患者疗效更佳。

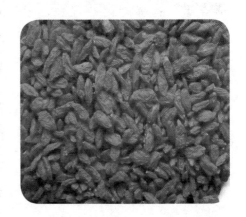

（10）枸杞参枣鸡蛋汤

原料：枸杞20g，大枣10枚，党参15g，鸡蛋1个。

用法：将枸杞、大枣、党参入锅后同煮成汤，鸡蛋煮熟后去壳留取蛋，再同煮 5min 即可。鸡蛋与汤共服，每日 2 次。

解析：本方中党参、大枣能补气养血；枸杞子养肝滋肾。适用于气血不足、周身乏力的过敏性紫癜患者。对于女性患者，其调理月经的功效也很好。